U0387006

"十二五"国家重点图书出版规划项目

生命科学前沿

复杂疾病的遗传咨询

主　编　杨　进
副主编　董　靖　赵锦荣　雷　蕾

科学出版社

北京

内 容 简 介

本书是《复杂疾病的遗传分析》一书的应用版,全书围绕后基因组时代复杂疾病早期防治的关键技术之一——遗传咨询技术,在阐述复杂疾病遗传分析相关基础理论的基础上,更注重遗传分析理论和方法与具体预防医学实践(遗传咨询)的结合,对复杂疾病遗传咨询的定义、特点、内容及所面临的问题等进行了创新性的探讨,并力求从动态发展角度出发,审视复杂疾病遗传咨询业的发展趋势。最后,在所积累经验的基础上,结合案例具体描述了常见复杂疾病的遗传咨询相关内容及咨询过程中所遇到的常见问题,是我国首部阐述复杂疾病遗传咨询的著作。

本书适于从事医学、遗传学和健康管理工作的研究者和学习者,以及对基因组与健康、遗传咨询感兴趣的广大群众参考阅读。

图书在版编目(CIP)数据

复杂疾病的遗传咨询/杨进主编. —北京:科学出版社,2014.4
(生命科学前沿)
ISBN 978-7-03-040400-8

Ⅰ.①复⋯　Ⅱ.①杨⋯　Ⅲ.①医学遗传学　Ⅳ.①R394

中国版本图书馆 CIP 数据核字(2014)第 071093

责任编辑:罗　静　白　雪 / 责任校对:钟　洋
责任印制:赵　博 / 封面设计:耕者设计工作室

科 学 出 版 社 出版
北京东黄城根北街 16 号
邮政编码: 100717
http://www.sciencep.com

北京科印技术咨询服务有限公司数码印刷分部印刷
科学出版社发行　各地新华书店经销

*

2014 年 4 月第 一 版　　开本:720×1000 1/16
2025 年 1 月第六次印刷　　印张:9 3/4
字数:182 000
定价:60.00 元
(如有印装质量问题,我社负责调换)

《复杂疾病的遗传咨询》
编者名单

（按姓氏笔画排序）

王　敏（西北大学生命科学学院）

王　辉（西安时代基因健康科技有限公司）

王　莉（西安时代基因健康科技有限公司）

关　玉（西安时代基因健康科技有限公司）

许嘉玲（西安时代基因健康科技有限公司）

刘振华（西安时代基因健康科技有限公司）

李　林（西安时代基因健康科技有限公司）

张　伟（西安时代基因健康科技有限公司）

张　堃（西北大学生命科学学院）

杨　进（西北大学生命科学学院）

杨芳芳（西北大学生命科学学院）

陈尔飞（西北大学生命科学学院）

孟　涛（西安时代基因健康科技有限公司）

贺红娟（西北大学生命科学学院）

赵锦荣（西安时代基因健康科技有限公司）

赵　东（西安时代基因健康科技有限公司）

钱美睿（西安时代基因健康科技有限公司）

徐博特（西安时代基因健康科技有限公司）

曹志敏（西安时代基因健康科技有限公司）

蒋芳萍（西安时代基因健康科技有限公司）

董　靖（西北大学生命科学学院）

雷　蕾（西北大学生命科学学院）

裴雨晨（西北大学生命科学学院）

薄联锋（西安时代基因健康科技有限公司）

前　言

近年来，以心脑血管疾病、恶性肿瘤为代表的重大复杂疾病的发病在我国呈现井喷态势，其所导致的死亡人数已经占到我国总死亡人数的 85%，导致的疾病负担已占总疾病负担的 70%。重大复杂疾病已成为致死致残、因病返贫的重要原因，其早期防治已刻不容缓，如再不加以有效控制，其将会严重制约我国社会、经济的发展。

以预测和早期干预为主的 4P 医学（预测医学，predictive medicine；干预医学，preemptive medicine；个性化医学，personalized medicine；主动参与医学，participatory medicine）这一新兴健康管理模式被普遍认为是复杂、重大疾病早期防治的有效手段。继 21 世纪初人类基因组计划（HGP）的顺利完成，一个崭新的时代——后基因组时代已经来临。后基因组的主要研究内容之一就是基因组与健康。近 10 年来，基因组与健康事业的发展势如破竹，研究成果大量涌现，一个个与疾病相关的致病基因及其变异被不断确定，使得我们通过基因检测对疾病进行早期发病风险评估，并在此基础上进行早期个性化健康干预成为可能，基因组导向下的健康管理必将促进复杂、重大疾病的有效防治。深入开展复杂疾病的基因组学研究，并在此基础上将海量基因组信息转化为具体的疾病预防实践将成为 21 世纪针对复杂疾病进行防控的主要发展趋势，这里涉及一个转化的核心技术，即遗传咨询。

所谓遗传咨询（这里指复杂疾病的遗传咨询），就是遗传咨询师通过基因检测和遗传分析等方法，确定咨询者是否具有某一种复杂疾病或多种复杂疾病的易感基因，综合评价咨询者的疾病发生风险，并强调遗传咨询师在与咨询者就其发病风险、家族病史和生活习惯等方面充分沟通的基础上，最终给出疾病预防建议的一种咨询过程。此外，复杂疾病遗传咨询还包括对复杂疾病患者或高风险人群及其亲属的可能疾病转归、患者的复发概率及其亲属发病概率的预测等内容。复杂疾病的遗传咨询是在解决咨询者健康问题时遗传咨询师和咨询者之间进行的沟通和咨询活动，是预防复杂疾病的重要实践手段。

相对于传统的单基因病或染色体病，复杂疾病的发病涉及多基因及环境因素的共同作用，其发病机制复杂，传统的将一个或几个基因及相关变异与复杂性状或复杂疾病联系在一起进行风险预警的方式不符合复杂疾病的遗传规律，致使其预警的科学性和有效性大打折扣；在人类基因组计划完成前，有关基因与环境交互作用的研究成果鲜有报道，严重制约了基因组导向下健康管理事业和复杂疾病遗传分析及咨询事业的快速发展。21世纪初人类基因组计划的完成及后基因组时代的快速发展为我们以组学的理念收集与组学相关的、系统全面的研究证据及采取组学手段进行健康信息分析打下了科学基础。这种基于组学的方法学符合复杂疾病分子发病的客观规律，弥补了以前研究中的客观不足，使得针对复杂疾病进行全面的遗传分析和遗传咨询成为可能。可以说，真正意义上的复杂疾病的遗传咨询是从人类基因组计划完成后才开始建立的。目前，我国复杂疾病遗传咨询业存在的主要问题是：在我国乃至国际，复杂疾病遗传咨询业尚处于起步阶段，未形成完整的理论框架，缺乏系统、权威的理论支持。4P医学"主动参与"的原则要求咨询双方深入参与遗传咨询全过程，而目前由于复杂疾病遗传咨询的开展刚刚起步，缺乏相关经验，咨询双方主动参与程度不够。另外，目前没有统一的行业标准与规范，国家还没有对该行业进行立法和监管等。

　　我国目前还没有一部专门阐述复杂疾病遗传咨询相关理论、方法、内容及具体实践的书籍。为了填补我国在这一方面的空白，快速推进我国基因组与健康事业的发展，西北大学预防基因组医学研究所联合西安时代基因健康科技有限公司遗传分析部及生物信息部，本着产、学、研、用相结合的理念，历时两年编写了《复杂疾病的遗传咨询》一书，其目的就是想与广大读者深入探讨和交流复杂疾病遗传咨询相关知识，认清遗传咨询相关概念、内容、方法及发展方向等，吸引和培养一批从事遗传咨询和基因组导向下健康管理的技术骨干，宣传和传播基因组与健康知识，提高我国基因组与健康事业（特别是基因组与健康转化事业）的水平，最终造福于我国人民的健康。

　　全书分为三章：第一章在介绍遗传病相关概念、分类、危害性等的基础上，着重阐述遗传咨询事业的发展历程及人类基因组计划与复杂疾病遗传咨询事业发展的关系等。第二章阐述了复杂疾病遗传咨询的定义、特点、内容及相关理论基础、流程、标准及所涉及的心理和伦理问题等，并在总结复杂疾病遗传咨询业目前存在问题的基础上，力求从动态发展角度出发，审视复杂疾病遗传咨询业的发展趋势。第三章在总结西安时代基因健康科技有限公司多年来开发的基因组与健康系列产品及从事复杂疾病遗传分析和遗传咨询所积累经验的基础上，结合案例具体描述了常见复杂疾病的遗传咨询相关内容及咨询过程中所遇到的常见问题，这些内容与复杂疾病遗传咨询工作紧密相连，也是开展个性化具体预防医学实践的必备知识。

　　本书是《复杂疾病的遗传分析》一书的应用版，在阐述复杂疾病遗传分析相关基础理论的基础上，更注重遗传分析理论和方法与具体预防医学实践（遗传咨询）的结合，坚持以理论指导实践的原则，在深入理解复杂疾病遗传基础及相关发病机制等的基础上，对复杂疾病遗传咨询的定义、特点、内容及所面临的问题等进行了创新性的探讨，这是本书的主要特点。本书适用于医生、健康管理师、预想成为基因组与健康转化技术研究和推广的企事业人员及广大对基因组与健康事业感兴趣并主动参与自身健康管理的大众。

　　本书的编写人员由 1 位教授、2 位副教授及 10 余位硕博研究生组成。他们大部分来自医学院校，也有的来自综合性大学的生命科学学院，还有预防医学及健康管理专业和专门从事基因组导向下健康管理的企业技术人员。这种医学领域与非医学领域编写者的组合是本书编写的一种新的尝试，希望对于拓展医学院校预防医学、健康管理等专业研究生及相关从业人员的知识面和科研思路有所裨益。各位编者在其所撰写的章节中尽可能融会了个人的科研成果、教学和实践经验，以使读者对相关理论有更为深刻的理解。在编写过程中，我们首先召开了编者会议，集体讨论和议定了编写大纲和各章的知识点，分头执笔完成初稿以后，进行了通讯互审，最后利用定稿会对全书再次进行了审定和修改，以尽量提高编写质量。但是由于编写时间仓促、编者学识水平有限，加之复杂疾病遗传咨询业发展异常迅速，本书难免存在遗漏、错讹和缺憾之处，谨请使用本书的广大师生、科技工作者和其他相关读者批评指正。

　　在本书的编写过程中，始终都有西北大学和西安时代基因健康科技有限公司领导的大力支持，此外，还有一批为本书编写工作和编写会议做出贡献的人士，在此一并表示衷心的感谢。

杨　进

2014 年 3 月

目　录

第一章 复杂疾病与遗传咨询

第一节 遗传病与遗传咨询

一、遗传病的概念、特性

遗传病是指由遗传物质发生改变而引起的或者受其影响的疾病。遗传病总数约占人类疾病总数的 1/4，其中有很多属于常见病和多发病。遗传病的危害性首先在于其具有遗传性，即发病主要是由遗传物质改变引起的。通过传递这些遗传物质，这些疾病可以按照特定的遗传方式并按一定的比例在后代中传递，不仅可以在患者家族中的上下代之间进行垂直传递，也可能在同胞间水平发病，因此在遗传病患者家系中往往有一个以上甚至多个发病个体，这就是所谓"家族聚集"现象。遗传物质只能在有血缘关系的成员中传递，且受累个体可能在受精卵时期即已获得了致病基因，并保持终身。

遗传病的种类和患者数量在逐年增加，每年新发现的遗传病有 100 多种，带有出生缺陷的新生儿和流产胎儿中一半以上患有遗传病。据估计，全球有近 4 亿人患有不同程度和不同种类的遗传病。遗传病是造成人类死亡的重要因素。资料显示，我国因病死亡的儿童中，约一半是由遗传病和先天畸形所致。遗传病已经成为当前危害人类健康最为严重的、病死率最高的三大类疾病（肿瘤、心脑血管疾病、遗传病）之一，而且有些肿瘤和心脑血管疾病也属于遗传病。遗传病不仅关乎每一个体和家庭的生活质量，如果对其不加以有效防控，还会严重阻碍国家整体的人口素质和经济及社会发展。

遗传病通常具有以下几个特点。

（一）家族聚集性

即家族中有多个成员患病，或者患同样病的兄弟姐妹（同一代一级亲属）。

（二）垂直传递性

遗传病只在血缘亲属中自上代往下代传递，无血缘的家族成员不受影响。在血缘亲属中也不能横向传递，如哥哥不能传给弟弟。

（三）先天性

遗传病相关的基因可能从胚胎期已经开始发挥作用。遗传病患者大多在母体内即已患病，很多遗传病患者在出生前或出生之时就有明显症状或畸型。

（四）终身性

终身性意味着：首先，大多数遗传病还缺乏相应的有效临床治疗措施，一旦发病很难根治；其次，虽然可以通过调节饮食结构和生活方式及服用药物等方法对患者进行干预治疗，控制遗传病的发病和症状，然而患者的致病基因将保持终身，并遗传给子女。

二、遗传病的分类

传统遗传病学中通常将遗传病分为以下 4 类[1]：①致死性严重遗传病，指这些疾病的患者存活不到生育年龄即死亡，如肥大型肌营养不良（DMD）。②迟发性严重遗传病，该病患者出生时无异常表现，发育到一定年龄才表现出症状，患者有生育能力，尤其是许多迟发的常染色体显性遗传病，发病间期很长，如慢性进行性舞蹈病发病间期为 25～60 岁。③不完全外显严重遗传病，某些该病显性致病基因携带者本人不发病，且终身不发病，但其可以把致病基因传给子代使子代发病，如视网膜母细胞瘤是不完全外显的常染色体显性遗传病，致病基因携带者（男女均可）本人不发病，但可能生产患儿。④慢性进行性严重遗传病，有许多遗传病表现为慢性进行性，病程发展缓慢，开始时病情较轻，以后逐渐加重。不了解这种严重遗传病的患者，在病情未加重时常结婚生育，从而可能把这种遗传病的致病基因传给子代使子代患病。例如，肢带型肌营养不良患者从发病到丧失活动能力大约经过 20 年。

随着人类对遗传病分子机制研究的不断深入和分子遗传学的快速发展，近年来产生了新的遗传病分类标准[2]。

（一）单基因病

据统计，截止到 2000 年 8 月 26 日，已认识的人类单基因遗传病及异常性状增加到了 109 30 种，其中 6000 多种单基因病中，有 1300 多种是严重危害人类健康的，有 300 多种还伴有智力低下。遗传病总数约占人类疾病总数的 1/4，其中有很多属于常见病和多发病。单基因常常表现出功能性的改变，不能造出某种蛋白质，代谢功能紊乱，形成代谢性遗传病。单基因病又分为以下三种。

1. 常染色体显性遗传病

父母一方有显性基因，一经传给下代就能发病，即有发病的亲代，必然有发病的子代，而且世代相传。一般而言，患者双亲之一是患者，男女发病机会均等，其子女中1/2是患者。这种疾病是由位于常染色体上的显性致病基因引起的，在单基因遗传疾病中最为常见。家族性高胆固醇血症也是此类遗传，表现为胆固醇沉积于血管壁造成动脉粥样硬化，引起早年冠心病甚至心肌梗塞。常见病种有软骨发育不全、缺指趾、并指趾症、成骨发育不全、马凡氏综合症、先天性外耳道闭锁、先天性肌强直、扭转性痉挛、周期性麻痹、家族性多发性胃肠息肉、膀胱外翻、多囊肾（成年型）、神经纤维瘤、肾性糖尿病、结节性硬化症、先天性小角膜、先天性无虹膜、先天性白内障、视网膜母细胞瘤、先天性球形红细胞增多症、地中海贫血、鱼鳞病、遗传性血管神经性喉水肿、可变性红斑角化症、遗传性出血性毛细血管扩张症、慢性进行性舞蹈病、毛发红糠疹、特发性致纤维化肺泡炎等。

2. 常染色体隐性遗传病

之所以称隐性遗传病，是因为患儿的双亲外表往往正常，但都是致病基因的携带者。一般而言，患者的双亲均为致病基因携带者，男女发病机会均等，近亲婚配的后代中发病率显著增高。比较常见的有：白化病，是由于黑色素代谢障碍引起。皮肤、毛发均为白色，虹膜及瞳孔呈淡红色，视网膜无色素，羞明；苯丙酮尿症，系苯丙氨酸经化酶遗传性缺乏引起。患儿外貌正常，3～4个月时渐出现智能障碍，行走不正常，步伐很小，姿势似猿猴，易激动，尿液有一种特殊的腐臭味；半乳糖血症，是由于半乳糖－1－磷酸尿苷转移酶缺乏所致。表现为哺乳后呕吐、腹泻，对乳类不耐受，继而出现肝硬化、白内障、智力发育不全等。其他常见的还有糖原贮积症、低磷酸酯酶症、神经鞘磷脂沉积病、黏多糖贮积症（Ⅱ型以外的各型）、同型胱氨酸尿症、黑尿酸症、家族性黑蒙性痴呆、肝豆状核变性、先天性聋哑、小头畸形、多囊肾（婴儿型）、先天性再生不良性贫血、先天性肾病综合症、进行性肌营养不良（肢带型）、劳蒙毕综合症、恶性贫血（先天型）、遗传性小脑性共济失调、先天性青光眼、先天性小眼球、先天性全色盲、视网膜色素变性、着色性干皮病、垂体性侏儒、早老症、肝脑肾综合症、遗传性Q－T延长综合症、心内膜弹力纤维增生症、婴儿型遗传性粒细胞缺乏症、婴儿型进行性脊肌萎缩症、肺泡微结石症、肺泡性蛋白沉积症等。

3. 性链锁遗传病（又称伴性遗传病）

发病与性别有关，如血友病，其母亲是致病基因携带者。又如红绿色盲，是一种交叉遗传，儿子发病来自于母亲，是致病基因携带者；女儿发病是由父亲而来，但男性的发病率要比女性高得多。

（二）染色体异常

由于染色体数目异常或排列位置异常等产生；最常见的如先天愚型，这种孩子面部愚钝，智力低下，两眼距离宽、斜视、伸舌样痴呆、通贯手、并常合并先天性心脏病。染色体异常也可以分为以下几种。

1. 染色体数目异常

指染色体数目比正常数目少或多。这类染色体异常通常会引起的疾病有：Klinefelter 综合征（患者比正常男性多一条 X 染色体）、XYY 综合征（患者比正常男性多一条 Y 染色体）、XXX 和 X 女性（分别比正常女性多一条和少一条 X 染色体）等。

2. 染色体结构异常

常见的 X 染色体结构异常有各种缺失、易位和等臂染色体。它们的临床表现多样，主要取决于涉及 X 染色体上的哪些区段异常，因为不同的区段载有的基因不同，缺失导致的症状也不同。Y 染色体用荧光染色时，因长臂末端有宽阔的极明亮的荧光带，易与 21、22 号区别。Y 染色体长臂的多态性非常明显，存在种族差异，大 Y 在中国人和日本人中的比例较高。

（三）多基因病（复杂疾病）

顾名思义，这类疾病涉及多个基因起作用，与单基因病不同的是这些基因没有显性和隐性的关系，每个基因只有微效累加的作用，因此同样的病不同的人由于可能涉及的致病基因数目上的不同，其病情严重程度、复发风险均可有明显的不同，且表现出家族聚集现象，如唇裂就有轻有重，有些人同时还伴有腭裂。值得注意的是多基因病除与遗传有关外，环境因素影响也相当大，故又称多因子病。由于多基因病涉及遗传和环境的诸多方面因素，通常不易有效防治，因此这类疾病也通常称为复杂疾病。很多常见病如哮喘、唇裂、精神分裂症、无脑儿、高血压、先天性心血管疾病、癫痫等均为多基因病。目前影响我国人民群众身体健康的常见慢性病如心脑血管疾病、糖尿病、恶性肿瘤、慢性呼吸系统疾病等都属于复杂疾病；由其导致死亡人数已经占到我国总死亡数的 85％，导致的疾病负担已占总疾病负担的 70％。复杂疾病已成为致死致残、因病返贫的重要原因，若不及时有效控制，将带来严重的社会经济问题（《中国慢性病防治工作规划（2012～2015 年）》）。

（四）线粒体疾病

线粒体疾病往往是由于线粒体 DNA 的突变造成的，从而影响线粒体的功能。广义的线粒体疾病还包括由细胞核编码的线粒体蛋白的突变而造成的功能不正常。这些疾病往往具有母系遗传的特点。而由于线粒体在细胞内起关键的作用，这些疾病又往往是致命的。在神经肌肉疾病的症状，通常被称为线粒体肌症。

三、遗传病的社会危害

据统计，常见的单基因病超过 1000 种、染色体病超过 100 种、多基因病超过 50 种。虽然单基因病的平均发病率并不高，但有些病的发病率不低，如红绿色盲的男性发病率为 5%～7%，高度近视的发病率 1%，单基因病中有 10% 的发病率接近万分之一，染色体病发病率为 5.5‰左右。多基因病虽然病种不多，但发病率都较高。根据上述数据估计，遗传病的发病率会超过 25%，4 个人里面就有一个被遗传病所累。遗传病已经成为严重的社会公共卫生问题。

四、遗传病的防治促使遗传咨询事业的快速发展

近一个世纪以来，尤其是在一些严重危害人类健康的传染病、流行病被控制之后，遗传病已逐渐成为威胁人类健康和阻碍社会发展的主要问题，其防治也逐渐为人们所重视。在遗传病的防治发展过程中也逐渐形成、发展并不断完善了针对遗传病特点的一种医疗模式——遗传咨询。传统遗传咨询主要针对染色体病及单基因病进行。咨询主要是对遗传病患者或有患遗传病风险的亲属，就此病的转归、发病或遗传的概率及其预防或缓解的方法提供意见的过程。其一般方法是从家族中首先发现的患者即先证者着手进行家系调查和家谱分析，估计其遗传形式和子代发病的可能性。传统遗传咨询包括婚前咨询、产前咨询和一般的遗传咨询，其对象通常集中在有原因不明的流产史、死胎史及新生儿死亡史的夫妇，高龄孕妇，先天性智力低下者及其血缘亲属等人群。

传统的遗传咨询者包括[3]：

1）性器官发育异常的男女和原发性闭经的女性；

2）未婚青年的恋爱对象存在某种遗传病或先天畸形，或者恋爱对象的家族成员中有某种遗传病或先天畸形者；

3）本人或家族成员患有某种遗传病、先天畸形或疑似患有遗传病者；

4）生育过遗传病患儿或先天畸形儿的父母；

5）有原因不明的流产史、死胎史及新生儿死亡史的夫妇；

6）婚后多年不育的夫妇；

7）先天性智力低下者及其血缘亲属；

8）有核黄疸患儿生育史且患儿因母儿血型不合死亡的夫妇；

9）近亲婚配者；

10）35 岁以上准备怀孕的女性；

11）有毒有害化学品如放射线、同位素、铅、磷、汞等毒物或化学制剂的长期接触者；或长期处于不良的职业或生活环境，准备生育的男女；

12）怀孕后羊水过多、胎儿发育迟缓、孕期筛查高风险的孕妇；

13）孕早期病毒感染的孕妇及经常接触猫、狗的孕妇，有用药不当史的孕妇，以及患有某些慢性疾病的妇女或孕妇。

遗传咨询的发展经历了优生模式（eugenic model）、医疗/预防模式（medical/preventive model）、决断模式（decision-making model）及心理治疗模式（psychotherapeutic model）等 4 个阶段[4]。不同发展阶段的工作重点是不同的。优生模式主要为有遗传病家族史的家庭提供信息并为其生育计划提供指导[4,5]。自 20 世纪中期伴随着预防医学的兴起，遗传咨询逐步进入了医疗/预防模式。咨询师开始向患者家庭提供其后代发病风险的咨询，以减少相关遗传病在后代身上再次发生所带来的伤害。医学遗传学知识及相关诊疗技术的快速发展使遗传咨询工作的重点进一步转变为围绕将遗传病可能对家庭带来的损失降到最低这个中心。遗传咨询师的咨询方式从以前单纯"开处方"式变成帮助患者做出最符合其自身利益的选择，即决断模式。时至今日，遗传咨询业仍处在不断发展完善的过程中。心理治疗模式就是近年来针对来访者在咨询时所遇到的心理问题而形成的一种新模式。虽然咨询者主要目的是获得有关其所患疾病的知识，但某些关乎其健康的负面信息往往令其情感和心理发生变化以至于无法有效地利用所获得的知识去解决自己的问题。因此帮助咨询者缓解其所受到的强烈感情冲击就成为咨询的重要任务。而要完成这项任务就要与他们一起探讨其经历、情感反应、生活目标，甚至文化及宗教信仰、经济及社会资源、家庭及人际关系，以及克服困难的方式等[6]。这些都是遗传咨询工作中不可缺少的组成部分。这种模式强调遗传咨询师不仅要帮助患者做出最佳选择，更重要的是将咨询者所承受的心理损害和情感的淤积纳入咨询，要尽量解决好他们在心理及情感上所遭遇的困难。这对于是否能够顺利地达到良好的遗传咨询效果至关重要，已成为遗传咨询中的重要一环。

由于遗传咨询师和咨询者在专业知识层面存在信息不对称，传统的遗传咨询中占主导地位的是遗传咨询师，咨询者往往只是被动地接受并执行咨询师的"指令"。心理治疗模式的重点符合卡尔·罗杰斯（Carl Rogers）的"以当事人为中心的疗法"（client-centered therapy）[7]。这种观点以咨询者本身为着眼点，以维护每一个体心理的独立和完整及咨询师与咨询者之间的融洽关系作为贯穿遗传咨询全过程的基础。它强调在疏解咨询者所承受的心理及情感压力的同时帮助咨询者针对所遇到的问题做出最符合其意愿的选择。我们不难看出，心理治疗模式已超出传统遗传咨询工作的范畴，咨询师要解决的不仅是咨询者所遇到的生理问题，还要将他作为独立个体从生理和心理两方面减少遗传病对其（家人）造成（或可能造成）的痛苦。在心理治疗模式遗传咨询中，咨询师与咨询者具有同等地位，同时强调二者之间的互动和配合。在咨询师帮助咨询者完全了解了所发生事件的各种背景知识之后，咨询者完全有能力选择最符合自己意愿的解决办法。目前欧美等国家的遗传咨询工作已经进入心理治疗模式。如今我国综合国力的提升和人民健康需要的高涨从客观上要求我们的遗传咨询工作也应该迅速转入心理治疗模式。

心理治疗模式遗传咨询的重点在于排解咨询者所承受的心理及情感压力，所以在心理治疗模式遗传咨询的过程中，咨询师都要首先明确咨询者的情感和态度，然后再引出问题，引导咨询者了解其自身的健康状况。在咨询者完全了解了其所遇到的问题之后，还要根据咨询者的情况设定相应的会谈情景，帮助咨询者完全解决心理问题，使咨询者在完全放松和平静的心情下做出最符合其意愿的决定。预计咨询者心理状态难以承受或者可能做出不理性的判断时，还要征求其家人建议。

实践证明，遗传咨询对于遗传病防治起到非常重要的作用。随着健康科学、生命科学等的快速发展，遗传咨询的方式和内容必将得到进一步的发展和完善。

第二节　复杂疾病的遗传咨询

一、复杂疾病的社会危害及遗传咨询的必要性

当前人们生活质量的提高和生活方式的转变（生活节奏快、精神压力大、营养不均衡、高盐高糖高脂摄入、缺少锻炼）致使我国的疾病谱和死因谱发生结构性变化：以心脑血管疾病、糖尿病、恶性肿瘤等为代表的复杂疾病的发病人数呈井喷态势快速上升，其已成为国民健康的主要杀手，并作为工业化社会向后工业化社会转变时期的"副产品"慢慢侵蚀着整个社会的健康。复杂疾病指相关性状的表型没有明显的孟德尔遗传模式，多表现为连续的数量性状变异，遗传机制较为复杂，受多基因与环境的协同调控，在医学上较难进行明确诊断的疾病。复杂疾病在普通人群中发病率较高（一般不少于 1‰），所以也叫"常见疾病（common disease）"。我国现有复杂疾病确诊患者 2.6 亿人，其中糖尿病患者 9240 万，血糖增高尚未诊断为糖尿病的人群 1 亿 4 千万；高血压病患者超过两亿，每年增加 1000 万人；心脑血管疾病患者超过两亿人，占我国每年总死亡人数的 1/3。

据国家卫生部统计，人一生中患复杂疾病的概率是 72.18%。每年复杂疾病防治所消耗的社会资源已超过我国年均国内生产总值（GDP）的增幅，并且这种趋势愈演愈烈。重大复杂疾病的早期防治已箭在弦上、刻不容缓。从卫生经济学角度来讲，将具有严重社会危害性的疾病作为疾病控制的重点，有利于充分有效地利用有限的医疗卫生资源来提高社会劳动生产力和人群整体健康水平。复杂疾病遗传咨询是复杂疾病防治过程中重要的医疗模式之一。做好复杂疾病遗传咨询对复杂疾病的防治至关重要。

二、人类基因组学的发展开启了复杂疾病遗传咨询的新纪元

（一）人类基因组计划的完成促进了以预测和早期干预为主的 4P 医学的发展

我国的医疗卫生体系目前仍延续以"治病"为主的传统模式。这种模式主要针对患者运用药物和手术等手段进行治疗。这时的治疗耗费了社会和家庭巨大的资源，效果欠佳，副作用大。而复杂疾病的复杂性和防治的紧迫性更使得传统的医疗模式在应对它时显得尤为捉襟见肘，后继乏力。全社会都迫切需要一种能够早期预防和有效干预复杂疾病的新型医疗模式。正如卫生部部长陈竺所言："对一个 13 亿人口的大国而言，群众的健康问题不能光靠打针吃药来解决，必须强调预防为主"，"我国的卫生事业模式要转换，要从大病晚期治疗为主向预防为主转变，关口前移、重心下沉"。

生物-心理-社会医学模式强调遗传因素（内因）和环境、生活习惯（外因）等多因素在疾病防治中的重要性，以及社会、心理因素对疾病发生、发展的影响。它更加关注对疾病的早期预防[8]。人类基因组计划的完成促使 4P 医学模式的萌生及快速发展[9]。所谓 4P 医学是指预测医学（predictive medicine）、干预医学（preemptive medicine）、个性化医学（personalized medicine）、主动参与医学（participatory medicine）。4P 医学的主要理念是在疾病未发生时，对个体发病风险进行早期预测并在此基础上进行有针对性的早期干预，防止或延迟疾病的发生；对已患疾病进行个性化的诊断和治疗；此外还特别强调个人在疾病防治过程中的重要作用，提倡个人主动地参与对自身健康的认识和维护过程。4P 医学作为一种新型的健康管理模式是人们对健康规律的认识趋向整体、疾病的控制策略趋向系统的产物。这种健康管理模式代表了当代预防医学和健康管理学发展的主流趋势，也代表了继传统疾病医学之后未来健康医疗产业发展的新方向。

（二）后基因组时代的研究成果使我们对复杂疾病进行科学准确地遗传咨询成为可能

4P 医学的重点之一就是对疾病进行准确预警，以期在此基础上对疾病进行

有效的早期干预，使疾病不发生或晚发生。复杂疾病的发病涉及多基因及环境因素共同作用，其发病机制复杂，对其进行科学有效地预警相对困难。传统的将一个或几个基因及相关变异与复杂性状或复杂疾病联系在一起进行风险预警的方式不符合复杂疾病的遗传规律，致使其预警的科学性和有效性大打折扣；在人类基因组计划完成前，有关基因与环境交互作用的研究成果鲜有报道，这严重制约了基因组导向下健康管理事业和复杂疾病遗传分析及咨询事业的快速发展。

21 世纪初人类基因组计划的完成及后基因组时代的快速发展使我们以组学的理念收集与组学相关的、系统全面的研究证据及采取组学手段进行健康信息分析打下了科学基础。这种基于组学的方法学符合复杂疾病分子发病的客观规律，弥补了以前研究中的客观不足，使得针对复杂疾病进行全面的遗传分析和遗传咨询成为可能。换句话说，真正意义上的复杂疾病的遗传咨询是从人类基因组计划完成后才开始建立的。

人类基因组计划研究成果显示个体间基因的差异并不大，约有 0.1%，而其他 99.9%都是相同的。但正是这 0.1%的差异，造就了个体间的巨大差异，反映在疾病方面，就是个体对疾病易感性存在差异，决定这种差异的基因我们称之为易感基因。通过复杂疾病的遗传咨询可以告诉咨询者其是否具有某种复杂疾病或多种复杂疾病的易感基因，以及其一生中罹患某一种复杂疾病或多种复杂疾病的风险有多大。如果查出咨询者携带某些疾病易感基因，且发病风险高，咨询者可提早进行健康规划和管理，如调整饮食结构、改变生活习惯、服用药物或减少危险暴露等，从而避免或延缓疾病的发生，达到提高生命质量、降低群体发病率、减少医疗支出的目的。总之，人类基因组计划的完成及后基因组时代的快速发展使我们既能从分子水平科学全面地阐释每一个复杂疾病的相关基因，又可以以系统的观点来审视复杂疾病发生的全过程及其物质、能量、信息代谢网络，在此基础上对复杂疾病进行准确、全面、科学地早期预测和干预。可以说，人类基因组计划的研究成果及其相关产业技术在进一步支持并完善 4P 医学模式理论基础的同时，为其提供了有力的技术推动力，也必将推动复杂疾病遗传分析和遗传咨询事业的快速发展。

（三）人类基因组计划的完成促进基因健康产业和遗传咨询事业的快速发展

人类基因组计划的研究成果及其相关技术在健康领域的广泛应用促进了基因组学与健康科学的有机整合，21 世纪基于基因组信息的健康管理事业的发展是大势所趋，基因组与健康将走进每一个人的家庭，由此诞生了一个新的产业——基因健康产业。基因健康产业是在获取遗传信息的基础上，运用遗传分析技术阐释特定遗传背景下基因组与健康和疾病的关系及科学机制，为实现基因组导向下的个性化健康管理、临床医疗及品质生活提供科学依据，其中基因组导向下的个性化临床医疗和健康管理是基因健康产业当前发展的主流方向。该产业领域以遗传信息的获取（检测）-遗传分析和遗传咨询（及基于此的健康管理）为基本模式，以疾病早期个性化检测和防控为核心，同时强调个体的主观能动性（即 4P 医学中的"participation"），强调参与个体和专业人士（医师、遗传咨询师、健康管理师等）间的互动和交流。复杂疾病防治过程中"关口前移"、"重心下沉"的总体原则要求我们把复杂疾病的"预知"、"预测"和"预防"作为重中之重，以达到减轻病患痛苦，大幅降低家庭和社会医疗成本，最终从根本上提高国民健康水平的目的。遗传咨询是主要依据现代遗传学和组学理论和技术，就解决咨询者健康问题在遗传咨询师和咨询者之间进行的沟通和咨询活动，是基因健康产业链的重要终端产业。相对于传统意义的遗传咨询，基因组导向下的复杂疾病遗传咨询是建立在对个体遗传信息准确、全面了解和科学正确的分析判读的基础之上的。随着人类基因组研究的深入，后基因组研究的快速发展，基因检测技术和遗传分析手段的不断探索、成熟和完善，遗传咨询也从表型发展到基因层面，提高了疾病预测的科学性和准确性，使人们对基因与疾病的关系有了更深刻的认识，并使人们有机会通过对遗传缺陷基因的检测分析来判断各种疾病发生的风险，给出基因组导向下的健康管理建议。可以预见，复杂疾病遗传咨询事业将以后基因组的深入研究为契机，开辟其快速发展的新纪元。

参 考 文 献

[1] 严卫丽. 复杂疾病全基因组关联研究进展——遗传统计分析. 遗传, 2008, 30 (5): 543-549.

[2] 木也沙尔·米吉提. 人类遗传病与种类. 中国民族民间医药, 2010, 19 (8B): 62.

[3] 徐艳岩, 安郁宽. 关于遗传咨询的伦理探讨. 中国医学伦理学, 2003, 16 (5): 40.

[4] Baker D L, Schuette J L, Uhlmann W R. A Guide to Genetic Counseling. New York: Wiley-Liss, 1998, 2-4.

[5] Harper P S. Practical Genetic Counseling, 5th ed. London: Butterworth and Heinemann, 1998, 4.

[6] 章远志, Zhong N. 心理治疗模式遗传咨询的工作重点及基本程序. 遗传 HEREDITAS (Beijing), 2006, 28 (11): 1440-1444.

[7] Rogers C R. Client-Centered Therapy. Boston: Houghton-Mifflin, 1951.

[8] Chochinov H M, McClement S E, Hack T F, et al. Health care provider communication: an empirical model of therapeutic effectiveness. Cancer, 2013, 119: 1706-1713.

[9] Suchkov S V, Rose N, Notkins A, et al. Introduction to preventive and predictive medicine : past experience and future reality. Ter Arkh, 2012, 84 (8): 81-85.

第二章 复杂疾病遗传咨询的内容及发展趋势

第一节 复杂疾病遗传咨询的定义及特点

一、复杂疾病遗传咨询的定义

复杂疾病的遗传咨询（genetic counseling）是遗传咨询师通过基因检测和遗传分析等方法，确定咨询者是否具有某一种复杂疾病或多种复杂疾病的易感基因，综合评价咨询者的疾病发生风险，并强调遗传咨询师在与咨询者就其发病风险、家族病史和生活习惯等方面充分沟通的基础上，最终给出疾病预防建议的一种咨询过程[1]。此外，复杂疾病遗传咨询还包括对复杂疾病患者或高风险人群的可能疾病转归和复发概率及其亲属发病概率的预测等内容。复杂疾病遗传咨询是预防复杂疾病的重要手段[2]。

二、复杂疾病遗传咨询的特点

与传统遗传咨询相比，复杂疾病遗传咨询具有以下特点。

（一）复杂疾病遗传咨询解决的核心问题与传统遗传咨询不同

传统的遗传咨询主要针对单基因病和染色体病，一旦相关基因和染色体发生变异，基因与表型间的因果关系相对明确，有针对性采取的干预措施效果比较明显。因此，其主要应用于出生前诊断，即服务于"优生"。由于复杂疾病受多基因影响，现阶段很难通过修饰基因达到防病的效果；此外，在复杂疾病的发病过程中，缺陷基因只决定个体患病的易感体质，个体只有在外部不良生活方式和环境因素长期作用并累积到一定程度后才患病。因此针对内因评估的高风险疾病，通过早期改变不良生活习惯和环境因素完全可以预防和延迟疾病的发生。所以复杂疾病遗传咨询主要服务于"优育"及健康维护。遗传咨询已经由主要针对经典的遗传病和出生缺陷过渡到主要针对复杂疾病和一般人群的健康问题；由单一的家系分析过渡到基于群体遗传学、基因组流行病学和全基因组关联研究等成果的系统咨询；由以"优生"问题为核心过渡到以"优育"和健康维护（主要包括复杂疾病早期预知和主动干预）问题为核心。

（二）复杂疾病遗传预警的准确性和科学性是复杂疾病遗传咨询的主要内容之一

如果说，预防医学 60 多年的发展成就之一是使人们认识到疾病预防的重要性，那么遗传咨询则是给人们提供了一种有针对性地、个性化地开展疾病预防的手段。而要解读人体健康密码，仅仅从每一个基因入手研究是远远不够的，因为生命是一个复杂的非线性系统，不论是正常的生理活动还是异常的病理活动都是由众多的生物分子相互作用来实现的。越来越多的证据表明，生物分子之间的相互作用会导致新性质或功能的产生，往往这些新产生的性质或功能是难以从形成它们的物质基础上推导出来的。这些新概念正在改变传统的疾病观。正如英国《自然》杂志在 2008 年 6 月登载的一篇文章就明确提出："一基因一疾病的时代已经一去不复返了"。由于复杂疾病受多对微效基因及环境的共同作用，其发病机制更加复杂。做到准确和科学的预警比较困难，这也是咨询者经常感到困惑和提出的问题。科学准确的预警是复杂疾病遗传咨询的基础。随着越来越多的复杂疾病主效基因被确定，以及基于大样本的复杂疾病相关基因位点组合预警效果评估研究的不断深入，复杂疾病遗传咨询的准确性将不断提高。作为遗传咨询师要紧紧跟踪科学发展的新趋势，利用最新的、科学确定的研究结果进行遗传分析和遗传咨询工作。

（三）基因组导向下的健康管理建议在复杂疾病遗传咨询中起到更加重要的作用

复杂疾病的形成受基因-环境交互作用的影响，并较单基因病和染色体病来讲，外因在疾病发生中起到更加重要的作用。从内因出发预警高风险疾病并通过改善不良外部因素来防控复杂疾病的发生这一策略贯穿复杂疾病防治的全过程。复杂疾病的遗传咨询从个体基因入手，但不止于遗传基因。最终它应该落脚于针对个体的健康问题提供个性化的建议，即基因组导向下的健康管理建议。因此，基因组导向下健康管理建议是复杂疾病遗传咨询的主要内容之一。只有通过遗传咨询这种医学模式针对咨询者给出基于外因的疾病预防建议，才能真正达到预防疾病的目的。

（四）复杂疾病遗传咨询相对复杂，并贯穿生命始终

复杂疾病遗传咨询是在确定疾病遗传缺陷基因的基础上，综合阐释发病机制、生活习惯、环境危险因素的作用机制及预防和干预措施，从内因、外因两方面出发进行咨询，因此，针对个体而言，相对于传统遗传咨询更加复杂。此外，尽管复杂疾病的遗传咨询已经在国内外广泛开展并取得阶段性成果，但由于不同

疾病的遗传度不同，即使患同一种疾病的不同个体间由于环境因素差异较大，遗传咨询的重点和基本思路也有所差别，由此可见，针对群体中的不同个体的遗传咨询也体现出复杂性。如何建立并完善复杂疾病遗传咨询的基本模式、技术规范和质量标准还需要广大遗传咨询工作者在实践中不断探索和创新。

虽然大多数复杂疾病的易感基因和位点通常相对固定，但疾病相关的外部不良环境因素的累加程度和患病情况在患者生命的不同阶段有所差异。因此，在不同阶段提供的基因组导向下的健康管理建议不同。所以复杂疾病遗传咨询一般不是一次咨询可以解决全部问题，而往往需要通过多次反复的咨询，才能回答咨询者提出的有关遗传病预警、复发风险、预后和治疗等各种问题，并对处理方法做出选择和调整。有时还需要对咨询者进行随访（随访咨询），以了解咨询效果，改进工作。

（五）复杂疾病的转归和咨询者亲属发病概率的评估规律性不强

复杂疾病遗传咨询还包括对咨询者疾病的转归及其亲属发病概率的评估等内容。单基因病和染色体病治愈可能性不大。相比之下，复杂疾病通过有效的治疗和干预手段，大部分可以得到有效控制。由于导致疾病的基因及外部不良因素的种类和数量存在个体差异，疾病的复发概率和转归结果存在差异。所以，要做好复杂疾病遗传咨询工作，必须注意搜集相关的基于群体研究的科学证据，指导并做好咨询者的疾病转归预测工作。由于复杂疾病存在家族聚集性，所以需要咨询者更多的家庭成员和亲属了解该种遗传病的发病概率，以达到在更大范围内防治该病的目的。单基因病在亲属中水平和垂直传递有据可依，符合孟德尔遗传定律，而复杂疾病不能完全用孟德尔遗传定律描述，所以咨询者亲属发病概率预估可遵循的规律性不强。为了做好咨询者相关亲属发病概率的预测工作，我们需要搜集基于群体研究的科学证据，指导并做好咨询者亲属发病概率的预测工作。同时，在加大宣传教育力度的基础上开展对患者之外家庭成员的遗传咨询。

（六）复杂疾病遗传咨询是系统工程，需要系统整合和理论创新

复杂疾病遗传咨询的基础是复杂疾病的遗传分析技术。复杂疾病的遗传分析涉及基因组学、流行病学、医学遗传学、营养学、健康管理学等学科的理论和方法，此外，遗传咨询是咨询师和咨询者之间的互动和沟通的过程，因此还涉及社会学、心理学、伦理学等方面。因此复杂疾病遗传咨询是一个系统工程，需要我们在系统整合理念的指导下，运用系统整合的方法有效整合相关的技术、资源和人才。只有这样才能真正做好复杂疾病遗传咨询的工作。

要站在一定高度上做好系统整合，理论创新至关重要。理论创新可以使我们统一思想，明确发展方向，并在相对标准的体系中实现遗传咨询"一站式服务"。

这也符合我国提倡的由"中国制造"到"中国创造"的事业转型。健康管理的基础就是健康信息学，遗传分析和遗传咨询的基础就是基因健康信息学。当今，面对海量的信息和技术的迅速进步，我们要充分发挥创新性思维的指导作用，并且在以生物信息学为龙头的各种组学理论和技术整合的基础上，以"信息流"作为纽带，以基于遗传咨询的复杂疾病早期防治为目标，坚持生命科学和医学各个学科的联姻、重组，创建和完善健康信息学。"健康信息学"就是基于此理念，有机整合现代生命科学和信息学的出色成果（零件），进行重新归纳、梳理和组建，形成针对某个重大健康问题（复杂疾病）的解决方案。复杂疾病遗传咨询的发展也要充分吸收健康信息学的精华，不断提高咨询服务的能力和效益。

（七）复杂疾病遗传咨询的广受众客观上要求开展全民科普教育和宣传

传统遗传咨询主要针对有家族病史的人群。而据科学统计，每个人一生中患有影响其生命质量乃至寿命的疾病大约有 5 种，而这些疾病大多是复杂疾病。而复杂疾病遗传咨询就是从遗传角度针对这 5 种左右复杂疾病进行贯穿生命全程的系列咨询的过程。因此，复杂疾病遗传咨询的对象不仅仅为有家族病史的人群，还包括健康、亚健康、患病等人群在内的几乎所有人群。因此，与传统遗传咨询相比，复杂疾病遗传咨询的受众范围更广。然而普通民众对于基因与健康科学知识的知晓度和认知度不高，所以我们必须开展基因与健康全民的科普宣传和教育工作，加深咨询师与咨询者的沟通及咨询者的参与度，这也为深入开展复杂疾病遗传咨询事业奠定了基础。

第二节　复杂疾病遗传咨询的具体内容及相关理论基础

如上所述，复杂疾病遗传咨询的内容主要包括：对咨询者就其复杂疾病发生和遗传概率风险进行预警、评估；针对高风险疾病给出基因组导向下的健康管理建议；预测或给出有患复杂疾病风险的咨询者亲属的发病概率；对已患疾病的咨询者就其疾病的转归、复发情况进行科学预测。复杂疾病遗传咨询的基础是复杂疾病的遗传分析，并涉及遗传咨询师与咨询者间沟通过程中的心理、社会、伦理等问题。本节将对复杂疾病遗传基础做详细阐述，并在此基础上具体说明复杂疾病遗传咨询内容及涉及的社会、心理问题。

一、复杂疾病风险预警与评估

针对咨询者给出复杂疾病风险评估结果是遗传咨询的核心内容。复杂疾病风险评估内容主要包括风险评估指标及相关关键技术，而这些指标及技术都基于复杂疾病的遗传基础。我们只有理解复杂疾病的遗传基础，才能做好复杂疾病遗传咨询工作。下面分别详细介绍复杂疾病的相关特性及遗传基础、所涉及的评估指标及关键技术。

（一）复杂疾病的相关特性及遗传基础

1. 复杂疾病的复杂性

复杂疾病是在众多因素（如多个基因、一个基因的多个突变，个体生活环境、社会环境、心理因素及未知的随机因素）共同作用下发生的，可以认为每个基因对于复杂疾病来说影响相当有限，单独作用不足以致病，而且可能对于疾病既非充分也非必要。例如，肿瘤被普遍认为与多个基因变异的有关。最近一项利用 DNA 序列技术研究肺癌细胞的结果揭示，仅在一种肺癌细胞里就存在着 2 万多个碱基突变。要弄清这些突变究竟与癌变之间存在何种因果关系仅仅依靠单独考察每个突变位点所产生的影响显然既不现实也不科学。尽管现在经常看到这样的报道：某某科学家找到一个突变基因，从而为防治肿瘤提供了新的手段。其实应该这样理解才更为恰当：新的基因突变可能在肿瘤发生、发展过程中起到重要作用，但这仅仅是众多因素中的一环。任何复杂疾病不是由单一因素引起的，并且这些因素之间往往还存在着复杂的相互作用，只有在一定时间和空间条件下（包括内因和外因），复杂疾病作为一种特殊的生理表型才能发生。此外复杂疾病的形成还受环境因素（包括营养结构、生活习惯、社会环境、心理因素等）的影响。遗传因素与环境因素交互作用，共同决定个体的健康状态。另外个体遗传因素和环境因素均包括使复杂疾病发生风险增加的危险因素和减少发病风险的保护因素。可以将复杂疾病的复杂性归纳为以下几个方面。

1）复杂疾病遗传模式的复杂性，目前还很难用某几种固定的遗传模式来描述复杂疾病。

2）复杂疾病的遗传异质性（genetic heterogeneity），即基因组中有某疾病的多个易感基因，其作用具有累加效应。由于家庭成员暴露于相同的环境因素，某些复杂疾病表现出一定的家庭聚集性。

3）复杂疾病的表型异质性（phenotypic heterogeneity），即同一疾病，由于患病个体差异，具有不同的临床表型。

2. 复杂疾病的遗传基础（位点微效累加理论和主要位点决定论）[3]

复杂疾病通常受多对位点控制。位点微效累加理论认为每一对基因对遗传性状或复杂疾病的作用都是微小的，疾病的发生是多个基因、多个位点变异所引起的表型效应。多对与疾病相关的基因彼此之间没有显性与隐性的区分，而是共显性作用，其表型作用的累加形成明显的表型效应，称为加性效应。

主要位点决定论则认为影响复杂疾病发生的多个微效基因所起的作用（或权重）并非等同：对于某些多基因病来说，可能存在少数起主要作用的主效基因（major gene），即其在发病过程中起到决定性作用或主要作用、对疾病易患性有重要影响的基因。例如，安徽医科大学张学军等通过对中国汉族银屑病患者的研究发现，*PSORS1* 基因的 rs1265481 位点与银屑病发病率显著相关；G 等位基因的携带者罹患银屑病的风险是 C 等位基因携带者的 22.62 倍（G vs C OR = 22.62，OR 为比值比），该位点突变对疾病的影响远高于其他位点突变。因此，要对复杂疾病做出准确的风险评估，这一类主效基因不可忽略。在评估复杂疾病发生风险时，通常需要将发病的位点微效累加理论与主要位点决定论相结合，根据实际情况做出合理判断。

3. 复杂疾病的质量性状和数量性状[2]

质量性状通常针对单基因病而言，其表型变异在群体内分布是非连续的，可被明确描述，遗传模式符合经典的孟德尔遗传定律。数量性状则一般是针对复杂疾病而言的，其表型变异在群体内呈正态连续分布，大部分个体表型接近一般状态，极端表型个体只占极少比例，并且数量性状易受环境因素影响。

临床上诊断复杂疾病的结果通常是患病或不患病，这很像质量性状的描述方式。但复杂疾病的"质量性状"和单基因病的"质量性状"有本质的差别：首先，前者的"质量性状"往往根据阈值来划分（阈值性状），而阈值往往是根据一定临床标准人为设定的。例如，高血压病是按照某个血压数值来区分高低压的。而典型孟德尔性状的表型通过观察即可明确。其次，前者的表型差异虽然不连续，但它的控制却是数量性的。遗传因素和环境因素共同作用决定个体的患病状态（是否越过阈值）。

（二）复杂疾病风险评估的相关指标

1. 易感性评估

易感性评估首先要对易感基因精确定位。若干作用微小的，但有累加效应的致病基因构成了个体患某种病的遗传因素，这种由遗传基础决定的一个个体患病的风险称为易感性（susceptibility）。疾病的易感性主要描述了内因在疾病发生、发展过程中所起作用的大小。随着对疾病研究的不断深入，目前对疾病易感性的评估主要基于两种理论：位点微效累加理论（即每一对基因对该遗传性状或遗传病的作用是微小的，多个基因、多个位点变异共同引起的疾病的表型效应）和主要位点决定论（复杂疾病的发病主要是由少数几个位点决定的，其他位点仅起次要作用）。

2. 易患性评估

（1）易患性的定义

疾病的发生是由内因（遗传基因）和外因（环境因素、生活习惯等）共同作用产生的结果，只是在不同的疾病中，两者所起的作用不同。遗传基础和环境因素的共同作用，决定了一个个体患病的可能性的大小，称为易患性。易患性高，患病可能性大；反之则小。与易感性不同，易患性结合遗传因素和外部环境影响用于评估疾病发生的综合风险大小。疾病的内因和外因风险评估在生命不同的阶段对疾病预警发挥着不同的作用。在未成年期（25 岁前），疾病相关外界风险因素没有累积到一定风险度时，疾病遗传风险评估是一种主要的疾病预测手段。通过基因检测及遗传分析确定疾病高易感人群，对其提供早期个性化干预措施以降低发病风险，可大大提高预防的时效性[4]。在成年前期（25～40 岁）和成年后期（40～60 岁），疾病相关的外界风险因素逐渐累积，风险度逐渐增加，这时的科学思路应是结合疾病相关的外界风险因素对疾病进行全面准确的综合内外因风险评估。

（2）易患性与阈值假说

易患性与多基因遗传性状一样，在群体中呈正态分布，即群体中大多数个体的易患性近似平均值，易患性很高或很低的都很少。当某个个体的易患性达到一定限度时，这个个体就将患病，这个限度被称为阈值。在一定的环境下，阈值代表患病所需的致病基因的最低数值。对某一疾病建立一个连续分布的遗传易患性模式，超过特定遗传易患性阈值部分的个体，尤其当存在适当的环境诱因时将会发病，这种阈值模式说明了连续分布的遗传易患性存在不连续的性状或疾病，即可将人群简单分成患病和健康两部分。

（3）易患性和群体发病率

对一个个体来说，易患性难以测定，只能按其婚后所生子女的发病情况做出粗略估计，但一个群体的易患性平均值则可由该群体的发病率（即超过阈值的部分）做出估计。多基因病的阈值与平均值距离越近，其群体易患性的平均值越高，阈值越低，则群体发病率也越高；反之，阈值与平均值距离越远，其群体易患性平均值越低，阈值越高，则群体发病率越低。因此，可从群体发病率的高低计算出阈值与平均值之间的距离。随着亲属级别的降低，阈值逐渐升高：一级亲属的发病率明显增高；二级亲属的发病率适度增加；三级亲属的发病率略增加。

3. 疾病风险评估

疾病风险评估就是对复杂疾病易感性和易患性的综合评估。疾病风险评估不仅涉及对疾病的易感性（即遗传因素）进行评估，它同时也考虑疾病的易患性。这是因为"内因"（即遗传）最终通过"外因"起作用。每个个体不同的遗传特点会相应受到不同环境因素的影响。所以在评估发病风险时必然会综合遗传和环境两方面因素，从而提供更加科学的健康管理建议。而从目前国内外针对复杂疾病开发的疾病风险评估模型看，其只考虑了影响疾病发生的遗传因素，基本属于"纯"遗传分析，即只是针对疾病易感性（由遗传内因决定一个个体患病的风险）的检测，其中的"软肋"显而易见。以美国 Navigenics 公司为代表的基于综合风险指数（CGR）的风险评估模型，在整合疾病相关多个基因的基础上，通过不同基因型在群体中的不同频率，对每一种缺陷基因对疾病的贡献程度进行群体加权。这样可以巧妙地结合群体发病率或患病率，实现了半定量的易患性评估。开展基于大样本人群的真正意义的遗传因素和环境因素的综合风险评估是今后复杂疾病风险评估技术的发展趋势。

4. 遗传度

（1）定义及作用

遗传度是为了衡量多基因遗传中遗传因素与环境因素两者相对作用的大小而提出的。遗传度（heritability）是指在疾病发生中，遗传基础所起作用的大小。一般用百分率（%）来表示。表示符号为 H（广义）或 h^2（狭义）。一种遗传病如果完全由遗传基础决定，其遗传度就是 100%，当然这种情况很少见。在遗传度高的疾病中，遗传度可高达 70%～80%，这表明其遗传基础在决定易患性变异和发病上起着重要作用，而环境因素的影响较小；反之，遗传度小于 30%～40%，表明遗传因素作用很小，而环境因素的影响较大；遗传度为 0 时，则完全由环境因素决定。遗传度的计算可用变量分析方法进行。

（2）遗传度的意义

遗传度的意义是：仅表明多基因病中遗传因素作用的相对大小；群体概念，对个人没有意义；针对特定人群、特定环境，对其他人群和环境没有意义。

（三）复杂疾病风险评估的关键技术

复杂疾病风险评估遵循以下三个环节：建立疾病相关遗传数据库；遗传基因检测；基于检测结果的疾病风险评估。下面针对复杂疾病风险评估相关关键技术进行详细阐述。

1. 复杂疾病遗传数据库建设技术[2]

（1）复杂疾病遗传数据库建设的必要性及意义

复杂疾病的遗传分析和基因组导向下健康管理的灵魂是"个性化"，而以基因检测为代表的生物技术的快速发展为个性化健康管理提供了科学依据和技术保障，使疾病预防干预避免了盲目性，具有很强的针对性。而对基因检测结果进行进一步分析和阐释，为客户提供潜在的高风险疾病和相关分子机制，并以此作为制定下游健康管理方案的重要依据，则首先需要利用功能基因组学方法筛选疾病相关缺陷基因并构建疾病基因数据库，为利用疾病风险评估技术进行高风险疾病评估提供可参考的标准和科学依据。而疾病相关数据库的构建则得益于近 20 年来以人类基因组计划为标志的基因组学技术的革命。一个高质量的疾病数据库不仅要充分体现其科学性，即遵循数据库建设的一般规律，设定合理的数据入选标准和进行定期数据维护升级；同时应该凸显其实用性，即围绕某类人群的某种（或某几种）疾病浓缩现有的海量研究结果和数据，能够准确而高效地为下游的遗传分析和健康管理提供"原料"——疾病易感基因（位点）相关信息及基因组导向下健康管理建议。

（2）疾病相关遗传数据库的特点及建设关键技术

生物信息数据爆炸性增长给我们带来更大的挑战：首先，海量的生物信息数据该如何更加科学、有序、方便地存储、管理和共享，从而更好地为全世界的科研人员服务；其次，数据并不等同于信息，信息不等同于知识，知识有待于进一步转化为生产力。按照数据的来源和加工程度，生物信息数据库基本上可以分为两类：一级数据库和二级数据库。前者直接来源于实验获得的原始数据，只经过简单的归类、整理和注释。而后者是针对特定物种、特定目的，以更深入研究为目的而构建的具有特殊生物学意义和专门用途的数据库。复杂疾病相关的遗传数据库属于二级数据库。如何将这些貌似杂乱无章的疾病相关原始遗传数据进行深加工变成具体的知识乃至最终服务于疾病的防控，则是摆在我们面前亟待开展的课题。

（3）复杂疾病相关遗传信息数据挖掘技术

一级数据库向二级数据库转化的关键技术是数据挖掘技术。数据挖掘技术就是从大量不完全的、有噪声的、模糊的或随机的数据中，提取潜在的、未知但又是有用的信息和知识。复杂疾病遗传数据库所涉及的数据挖掘技术包括在数据库建设过程中引入循证医学的理念、原则和方法，对疾病相关的遗传数据进行等级划分，我们选用最科学可靠的证据进行基因检测和遗传分析；对遗传检测位点采用更加科学的系统评估方法（元分析方法）进行分析并选取在多民族验证中高度一致的疾病相关变异位点。当然最终还需要用大样本人群调查结果评估所选择的检测位点在疾病风险评估时的科学性和准确性，以进一步完善用于疾病风险预警的遗传位点的组合。当然，疾病相关遗传数据库建设还应坚持个性化和可持续发展原则：针对不同民族、不同疾病构建个性化的遗传数据库，为个性化遗传分析奠定基础；规范数据库建设的标准、内容等，使其易于升级和管理，为可持续发展服务。

2. 基因检测技术

全面、准确、灵敏地检测出疾病相关遗传基因是进行疾病风险评估的前提。不同于实验研究所涉及的检测技术（可以允许 5% 左右的错误率），基因检测对检测的准确性和灵敏度要求极高，几乎不允许检查结果出现错误；另外，复杂疾病的遗传分析是基于基因组学进行的，它要求检测具备高效率和高通量等特点。因此，用于基因检测的平台和方法必须满足高灵敏度、高通量和高准确性的要求。

因为单核苷酸多态性（single nucleotide polymorphism，SNP）是基因组中相对稳定、变异比例最高的变异形式，目前已被用作第三代遗传标志，广泛应用于寻找复杂疾病易感基因的研究工作中。复杂疾病的基因检测主要针对常见 SNP 位点和小部分低频变异位点，常用的方法有 DNA 测序法、基因芯片法、质谱法、变性高效液相色谱法、TaqMan 探针法等。每种方法都有其优缺点和适用范围，下面我们就简要介绍基因检测方法选取原则和具体方法。

（1）复杂疾病遗传咨询基因检测方法选取原则

首先考虑序列分析方法的准确性。准确的基因分析结果是保证遗传咨询可信性的前提，因此在基因分析方法的选取上，一定要确保所选方法的准确性。直接序列分析方法如第一代测序、第二代测序或第三代测序方法等是首选的方法。第一代测序技术的高准确性、读序长、重复性高等特点决定了它仍然是基因分析的金标准，因而应是目前遗传咨询中首选的基因分析方法。另一种直接序列分析方法是焦磷酸测序技术，焦磷酸测序在检测成本和重复性上略逊于第一代测序。

其次考虑序列分析方法的简便性、检测通量和检测成本等因素。在检测样品量较大的情况下，运用实时荧光定量 PCR 法进行分析，每个检测位点平均成本较低。该方法操作简便，自动化程度高，很受各检测机构的欢迎。如需要进行全基因组关联分析，则需选择基因芯片法。基因芯片法检测通量高，每个检测位点平均成本较低。MassARRAY 法检测通量低于基因芯片法，但高于其他基因分析方法，检测位点平均成本也较低。

总之，不管选择哪种方法进行基因分析，都应首先确保基因分析结果的准确性。在用间接序列分析方法进行分析时，一定要设立阴性和阳性检测对照，确保检测结果准确可信。

（2）常用基因分析方法分类和简介

基因分析方法可分为两大类：直接序列分析方法和间接序列分析方法。

1）直接序列分析方法

第一至第三代测序和焦磷酸测序等方法可直接给出测序结果，属于直接序列分析方法。

第一代测序技术：优先考虑选择的基因分析方法

在复杂疾病遗传咨询中，第一代测序技术是优先考虑选择的基因分析方法。其基本原理是：针对每个模板设 4 个反应，每个反应含有所有 4 种脱氧核苷三磷酸（dNTP）使之扩增，并混入限量的一种不同的双脱氧核苷三磷酸（ddNTP），使延伸反应终止。由于 ddNTP 缺乏延伸所需要的 3′-OH 基团，使延长的寡聚核苷酸选择性地在 G、A、T 或 C 处终止。每一种 dNTP 和 ddNTP 的相对浓度可以调整，使反应得到一组长几个至上千个、相差一个碱基的一系列片段。它们具有共同的起始点，但终止在不同的核苷酸上，可通过高分辨率变性凝胶电泳分离大小不同的片段，凝胶处理后可用 X 射线胶片放射自显影或非同位素标记进行检测。

后来在此基础上发展出多种 DNA 测序技术，其中最重要的是荧光自动测序技术。荧光自动测序技术引入了荧光标记技术和毛细管电泳技术，使 DNA 测序的速度和准确性大大提高。荧光自动测序技术用荧光标记代替同位素标记，并用成像系统自动检测。20 世纪 80 年代初 Jorgenson 和 Lukacs 提出了毛细管电泳技术。1992 年美国的 Mathies 实验室首先提出阵列毛细管电泳新方法，并采用激光扫描共聚焦显微镜，25 只毛细管并列电泳，每只毛细管在 1.5h 内可读出 350bp，DNA 序列分析效率可达 6000bp/h。1995 年 Woolley 研究组用该技术进行测序研究，使用四色荧光标记法，每个毛细管长 3.5cm，在 9min 内可读取 150 个碱基，准确率约为 97%。目前，应用最广泛的应用生物系统公司（Applied Biosystems，ABI）3730 系列自动测序仪即基于毛细管电泳和荧光标记技术的 DNA 测序仪。例如，ABI 3730XL 测序仪拥有 96 道毛细管，4 种双脱氧核苷酸碱基分别用不同的荧光标记，在通过毛细管时不同长度的 DNA 片段上的 4 种荧光基团被激光激发，发出不同颜色的荧光，被电荷耦合元件（CCD）检测系统识别，并直接翻译成 DNA 序列。

第一代测序技术在分子生物学研究中发挥了重要的作用，如人类基因组计划主要基于第一代 DNA 测序技术。

从 1977 年第一代测序技术的出现，经过 30 多年的发展，DNA 测序技术取得重大进展，以高通量为特点的第二代测序技术逐步成熟并商业化，以单分子测序为特点的第三代测序技术也已经出现，但它们的高成本和高昂的服务价格决定了其目前仍不能普及。

其他直接序列分析方法：焦磷酸测序[5,6]

焦磷酸测序技术在原理上不同于第一代 DNA 测序技术，它是精确和稳定地对大量的短到中等长度的 DNA 序列样品进行分析的技术。该技术无需进行电泳，DNA 片段也无需荧光标记，操作极为简便。

焦磷酸测序技术基本原理如下。

焦磷酸测序技术是由 4 种酶催化的同一反应体系中的酶级联化学发光反应，在每一轮测序反应中，只加入一种 dNTP，若该 dNTP 与模板配对，聚合酶就可以将其掺入引物链中并释放出等摩尔数的焦磷酸基团（PPi）。

PPi 可最终转化为可见光信号，并转化为一个峰值。每个峰值的高度与反应中掺入的核苷酸数目呈正比。然后加入下一种 dNTP，继续 DNA 链的合成，它既可进行 DNA 序列分析，又可进行基于序列分析的 SNP 检测及等位基因频率测定。它具有以下优点：①不需要制胶，不需要毛细管，也不需要荧光染料和同位素。②10min 内可分析 96 个样品的 SNP，可满足高通量分析的要求。③每个样品孔都可进行独立的测序或 SNP 分析，实验设计灵活。④序列分析简单，结果准确可靠。

在测序成本方面，目前焦磷酸测序技术仍然高于第一代测序技术。在重复性方面，不如第一代测序技术。

2）间接序列分析方法

间接序列分析方法有基因芯片法、实时荧光定量 PCR 法、MassARRAY 法、PCR-OLA 法等很多种。

基于 TaqMan 探针的实时荧光定量 PCR 技术

所谓实时荧光定量 PCR 技术，是指在 PCR 体系中加入荧光基团，利用荧光信号积累实时监测整个 PCR 进程，最后通过标准曲线对未知模板进行定量分析的方法。已出现的实时荧光定量 PCR 方法有多种，其中应用前景最广的方法是 TaqMan 探针法（图 2-1）。实时荧光定量 PCR 技术的基本原理是，PCR 扩增时在加入一对引物的同时加入一个特异性的荧光探针，该探针为一寡核苷酸，两端分别标记一个报告荧光基团和一个淬灭荧光基团。当探针完整时，报告基团发射的荧光信号被淬灭基团吸收；随着 PCR 的进行，当引物延伸至探针位置时，Taq 酶发挥其 $5' \rightarrow 3'$ 外切酶活性将探针 $5'$ 端的荧光分子从探针上切割下来，淬灭分子失去对荧光分子的淬灭作用，从而使荧光分子发出荧光，切割的荧光分子数与 PCR 产物的数量呈比例。因此根据 PCR 反应液的荧光强度即可计算出初始模板的数量。

实时荧光定量 PCR 技术的几个概念：①荧光阈值（threshold）：将 PCR 前 15 个循环的荧光信号作为荧光本底信号，设为荧光阈值。②Ct 值的定义：在实时荧光定量 PCR 技术中，有一个很重要的概念——Ct 值（图 2-2）。C 代表 cycle（循环），t 代表 threshold（阈值）。Ct 值的含义是：每个反应管内的荧光信号到达设定的阈值时所经历的循环数。

Ct 值与起始模板的关系如下。

研究表明，每个模板的 Ct 值与该模板的起始拷贝数的对数存在线性关系，

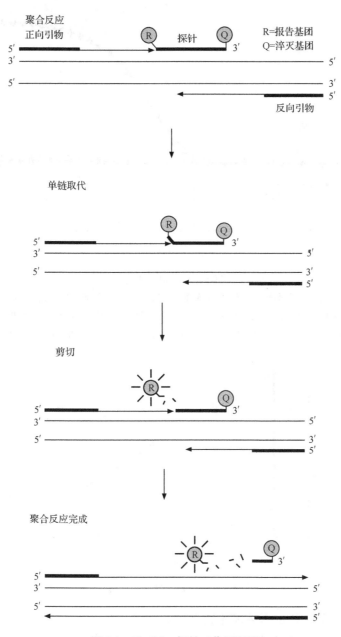

图 2-1　TaqMan 探针工作原理图

起始拷贝数越多，Ct 值越小。利用已知起始拷贝数的标准品可做出标准曲线（图 2-3），其中横坐标代表起始拷贝数的对数，纵坐标代表 Ct 值。因此，只要获得未知样品的 Ct 值，即可从标准曲线上计算出该样品的起始拷贝数。

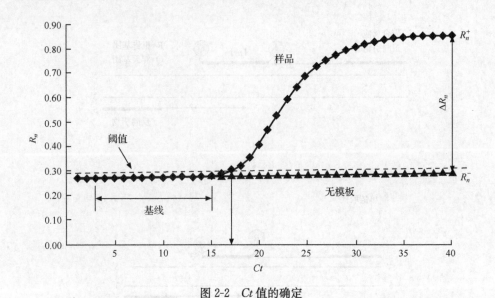

图 2-2　Ct 值的确定

R_n：一个反应管经 n 次热循环后，测得的荧光强度；ΔR_n：荧光报告基团的荧光发射强度与参比染料的荧光发射强度的比值，后扣除基线而得到的标准化结果；R_n^+：反应管含有模板 DNA；

R_n^-：反应管不含模板 DNA，理想情况下是一条平线，只具有背景荧光数值

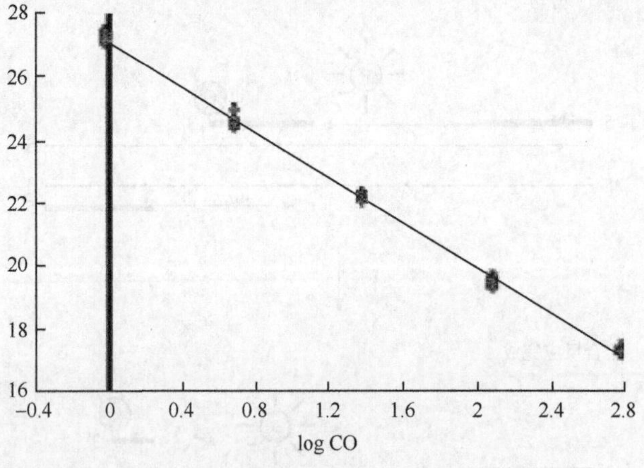

图 2-3　荧光定量标准曲线

实时荧光定量 PCR 技术基本特点如下。

同常规 PCR 技术相比，该方法除具有常规 PCR 的优点外，还具有以下几个优点：一是有效解决 PCR 污染问题。由于是单管操作，从配好 PCR 反应液到结果分析完成，整个过程均在单管中进行，且无需打开管盖，避免了 PCR 产物对实验室的污染。二是自动化程度高。PCR 及其后的结果分析均由计算机来完成。三是特异性更强。因为荧光信号的产生不仅强烈依赖于靶模板同探针的杂交，同

时强烈依赖于靶模板的扩增，二者缺一不可，故不存在非特异性扩增现象。四是PCR 的实时监控。由于传统定量方法都是终点检测，即 PCR 到达平台期后进行检测，而 PCR 经过对数期扩增到达平台期时，检测重现性极差。实时荧光定量PCR 技术有效地解决了传统定量只能终点检测的局限，实现了每一轮循环均检测一次荧光信号的强度，并记录在电脑软件之中，通过对每个样品 Ct 值的计算，根据标准曲线获得定量结果。五是绝对定量。由于 Ct 值与起始模板的对数存在线性关系，可利用标准曲线对未知样品进行绝对定量测定。

实时荧光定量 PCR 技术突变分析的基本原理如下。

实时荧光定量 PCR 技术于 1996 年由美国 ABI 公司推出，由于该技术不仅实现了 PCR 从定性到定量的飞跃，而且与常规 PCR 相比，它具有特异性更强、有效解决 PCR 污染问题、自动化程度高等特点，目前广泛应用于临床上的病原体（如病毒、支原体、衣原体等）检测，而且，实时荧光定量 PCR 技术在多态性分析和突变检测中也有广泛的应用。

利用实时荧光定量 PCR 进行突变检测的方法目前主要有两种[7,8]：一种是将探针或引物设计在待检测的突变区域，利用定量 PCR 对初始模板定量；另一种是利用定量 PCR 仪生成的熔解曲线（melting curve）进行突变分析。

方法 1：对于一个含有单核苷酸多态性（SNP）的待测样品，我们希望得到其各种多态性等位基因的比例或者说是频率，这样就可以设计一系列的 PCR 引物，其 5′ 端引物的 3′ 端分别与各个不同的等位基因配对：

等位基因 1：5′-ACGGTTGGCCCGCGTTCAGGGCT⋯⋯⋯⋯⋯3′

等位基因 2：5′-ACGGTTGGCCCGCGTTAAGGGCT⋯⋯⋯⋯⋯3′

5′端引物 1：　　　　　TGCCAACCGGGCGCAAC

5′端引物 2：　　　　　TGCCAACCGGGCGCAAT

然后选定共同的引物和 TaqMan 探针，用这两组引物和探针分别对待测样品进行定量扩增。由于我们可以计算出各种等位基因的初始模板量，所以也就可以计算出等位基因的频率。

方法 2：利用熔解曲线进行突变检测的方法已经被用于多种基因的基因分型。这种方法通常利用 Sybr Green 染料进行检测。以 Sybr Green 染料方法为例，携带突变基因的 PCR 产物同野生型 PCR 产物的熔解曲线存在显著差异，因而可以通过熔解曲线的峰值位置检测突变情况。

总的来说，同其他方法如第一代测序法相比，实时荧光定量 PCR 用于突变检测对仪器要求较低，操作也简单，速度也较快，不足之处是该方法只能用于已知突变位点的分析，而不能进行未知突变的寻找和分析。

MassARRAY 法

MassARRAY[9~11] 系统由美国 Sequenom 公司开发，是为基因组学研究提供的兼顾灵敏度和特异性的中高通量技术平台，广泛地应用于遗传突变检测、SNP分型及 DNA 甲基化定量分析研究，是目前唯一采用质谱法进行直接检测的设备。在癌症研究、遗传学分析、分子诊断和药学等领域已经得到越来越广泛的应用，受到全球多个顶尖研究中心的推崇。

MassARRAY 技术原理如下。

MassARRAY SNP 检测系统是一种基质辅助激光解吸附电离/飞行时间质谱（MALDI-TOF MS）技术，其基本原理是以 PCR 扩增靶基因，将变性的单链 PCR 产物与硅芯片上的化合物共价结合后，在硅芯片上进行引物的退火和延伸反应。然后将制备的样品分析物与芯片基质共结晶，将该晶体放入质谱仪的真空管，而后用瞬时纳秒（9～10s）强激光激发，由于基质分子经辐射所吸收的能量，能量蓄积并迅速产热，从而使基质晶体升华，核酸分子就会解吸附并转变为亚稳态离子，产生的离子多为单电荷离子，这些单电荷离子在加速电场中获得相同的动能，进而在一非电场漂移区内按照其质荷比加以分离，在真空小管中飞行到达检测器。MALDI 产生的离子常用飞行时间检测器来检测，离子质量越小，就越快到达。突变部位配对的碱基与正常配对的碱基不同，不同碱基的质量差异导致其在质谱仪上显示不同峰。如将碱基进行一定的修饰，可进一步提高敏感性。

理论上讲，只要飞行管长度足够，TOF 检测器可检测分子的质量数是没有上限的。MassARRAY SNP 检测的质谱范围为 5000～8500Da。

MassARRAY SNP 分型技术特点和优势如下。

质谱仪检测的是分子最本质的特征之一——分子质量，不涉及荧光标记、凝胶电泳等，就能检测一个碱基的差异，准确性高，机器本身出错的概率非常低。

1) 灵活：可以自由选择感兴趣的 SNP 位点；一张芯片上，样品的数量和位置可以自由选择；一张芯片上，样品和 SNP 位点的配对可以自由选择。

2) 准确：直接检测待测物分子质量，准确性超过 99.7%；质谱技术可灵活检测 PCR 实验失败或等位基因的存在。

3) 高通量：一张芯片可对 384 个样品进行多重检测；每个体系最多可实现40 重反应，通量可根据客户要求进行个性化调整。通量范围每天从几百到十万个基因分型。

4) 高灵敏度：分析所需样品量少（10ng），准确性＞99.7%；检出率＞90%。

5) 性价比高：无需荧光标记，仅需合成普通引物，成本大大降低；每个 SNP 检测成本仅为 2～5 元。即便在低通量的情况下每个基因型分析的成本仍然很低。

6) 操作简单，仪器要求简单，除质谱仪外，都是常规 PCR 仪器。

MALDI-TOF MS 基本过程如下。

1) 基因组 DNA 样品处理。

2）SNP 位点的选择和评估。

3）多重反应确定。

4）引物的合成和质量控制。

5）MassARRAY SNP 基因分型实验。

6）SNP 基因分型数据的分析。

PCR-OLA 法

基于高温连接酶的 OLA（oligonucleotide ligation assay，寡核苷酸连接法）法，又称 LDR 法（ligation detection reaction，连接检测反应）是近几年逐渐引起人们注意的一种新型基因多态性检测方法，该技术操作简单、稳定，结果可靠[12,13]。

OLA 技术原理如下。

OLA 是通过设计两种能与靶序列 PCR 产物精确并列杂交的寡核苷酸完成的。寡核酸杂交后，DNA 连接酶可使其正常配对的相邻碱基共价连接，而错配的相邻碱基可通过调节连接酶和 NaCl 浓度防止其连接，连接产物可通过凝胶电泳观察大小，或通过 5′端修饰技术使一个寡核苷酸 5′端带有一个固定基团。连接后，通过固相化的亲和配基使其固定，漂洗后，检测另一寡核苷酸 3′端携带的检测基团。这一过程如重复进行多个循环，则连接产物会呈线性增加，故称这种循环进行的 OLA 为连接检测反应（LDR）（图 2-4）。

OLA 技术特点如下。

OLA 的主要优点是靶检测可信性高和特异性强，在标准反应条件下，连接酶可严格区分 SNP 等位位点，成对的连接探针使靶检测具有高特异性，其准确性可达 95% 以上。两寡核苷酸在无靶序列的情况下，在非常接近的位置发生杂交的可能性极小，因此，OLA 技术的假阳性极少。在检测通量上，OLA 技术适宜 100～3000 个样品，1～20 个位点。

新一代的 OLA 技术应用荧光分子标记寡核苷酸，用测序仪通过扫描荧光片段长度实现对 SNP 位点的检测。

基因芯片法

基因芯片是采用光导原位合成或微量点样等技术，将大量核酸片段有序地固化于支持物（如玻片、硅片、聚丙烯酰胺凝胶、尼龙膜等载体）的表面，组成密集二维分子排列，然后与已标记的待测生物样品中的靶分子杂交，通过特定的仪器如激光扫描共聚焦显微镜对杂交信号的强度进行快速、并行、高效地检测分析，从而判断样品中靶分子的数量[14,15]。

基因芯片为"后基因组计划"时期基因功能的研究及现代医学科学及医学诊断学的发展提供了强有力的工具，将会在新基因的发现、基因诊断、药物筛选、给药个性化等方面取得重大突破，使整个人类社会发生深刻广泛的变革。该技术

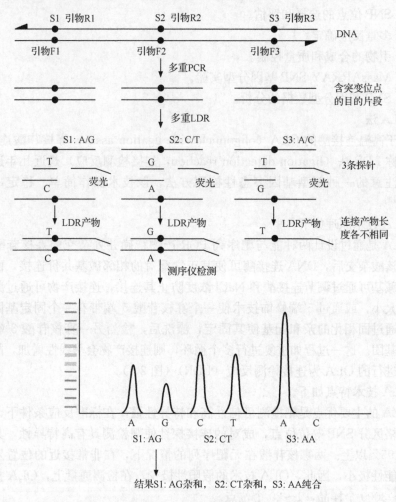

图 2-4　LDR 原理示意图

被评为 1998 年年度世界十大科技进展之一。

　　目前已有多家公司开展了对芯片的研究和技术推广，如美国的 Affymetrix 公司等。目前广泛应用的 Affymetrix SNP Array 6.0 涵盖超过 180 万个遗传变异标志物，包括超过 906 600 个 SNP 和超过 946 000 个用于检测拷贝数变化的探针。

　　以 SNP 为标记可帮助区分两个体间遗传物质的差异，若能将 SNP 全部信息装入生物芯片则可检测到与之相关的基因间差异。基因芯片技术在发现新基因及分析各个基因在不同时空表达方面是一项十分有用的技术，它具有样品用量极少，自动化程度高等优点，便于大量筛选新基因。

　　基因芯片的基本流程如下。

探针的制备：基因芯片检测基于两条核苷酸链间根据碱基互补配对原则相互识别实现。这种两条核苷酸链间的相互识别可发生于 DNA-DNA、DNA-RNA、RNA-RNA。在进行核酸检测时总是将互补链之一加以标记，使之可以被物理、化学手段所识别，制成核酸探针。探针按其来源和性质的不同可分为寡核苷酸探针、cDNA 探针、基因组 DNA 探针等。针对不同的检测生物、不同的检测目的可以选取合适的探针。基因芯片特异性检测的关键之一是设计能与靶分子特异结合的探针。

芯片的制作：目前基因芯片制作方法主要是原位合成法和点样法。

样品的准备：从待检的组织、细胞中分离纯化出 DNA 或 RNA，然后经反转录、特异 PCR 扩增、末端标记等操作将荧光染料（Cy3、Cy5 等）标记的核苷酸掺入扩增产物中，对靶基因进行标记。

杂交反应：芯片的杂交属于固相-液相杂交，首先进行预杂交，再加入含靶基因的杂交液杂交，然后洗脱、干燥，以待检测。杂交后的芯片需经过严格的洗涤，洗去所有未杂交的残留物。

检测分析：芯片杂交及清洗后，带有荧光标记的靶 DNA 与互补的 DNA 探针形成杂交体，在激光激发下产生荧光信号。通过扫描仪对荧光信号的检测、分析，根据芯片上 DNA 探针的原始序列将样品中靶 DNA 的信息反映出来。

基因芯片属于间接序列分析方法，因此在进行检测分析时需要采取严格的质控措施以确保检测结果的可信性。

总之，根据基因检测的类型和通量要求的不同，我们选取最适宜的检测平台和技术，最终实现检测结果的高准确性，为后续的遗传分析奠定良好的基础。

3. 基于检测结果的疾病风险评估技术

疾病风险评估技术紧密联系着上游基因检测和下游健康管理两大模块，属于遗传分析的关键转化技术。

我们都有这样的经验：去医院就诊时通常要经过一系列检查，如化验、B超、心电图等，检查的结果则作为医生进行诊断和治疗的首要或重要依据。医生所扮演的角色就是对各种检查得到的数据依据一定的临床标准和经验及患者的其他表征进行综合分析判断，最终对患者患病的性质和特点出具诊断结果，并以此作为治疗的基本依据。面对相同的检查结果，不同的医生得到的结论不尽相同，自然治疗方法和效果也不同。由此可见，从某种程度上说，在医院硬件水平相当的情况下，我们选择医院实际上就是在选择对疾病数据具有较强分析能力的医生。我们在前面主要介绍了遗传分析的第一步：借助疾病相关数据库及检测技术获取个体特异的疾病相关遗传信息。这就相当于医生得到患者的检查结果。下一步最重要的任务就是如何对这些基因检测结果根据特定的标准及模型进行分析判读，以便确定个体发病风险程度的高低和与之相关的风险等位基因，最终对下游制定个性化的干预方案和健康管理建议提供基本依据。

基因检测技术（硬件）的快速进步客观上需要以疾病风险评估（软件）为主要内容的遗传分析实力的提升与之匹配，二者相得益彰方能充分发挥整体的最大效益。有专家预测，全基因组测序成本在 3～5 年内将由最初的 100 万美元下降到 1000 美元；而全基因组测序测得的 30 亿对碱基所蕴含的包括相关疾病与健康信息在内的遗传信息的解读成本，即遗传分析成本将跃升为 100 万美元。遗传分析的作用可见一斑。

基于后基因组时代学科群理论与其在医学遗传学实践中的不断应用与成熟，复杂疾病发生风险评估模型的建立已成为遗传咨询乃至整个基因健康产业的核心技术。同样的基因检查结果经过不同的模型分析得出的结论往往大相径庭，那么对后续提供给客户的健康管理建议及对客户健康水平维护和改善效果也自然不一样。随着对疾病研究的不断深入，目前对复杂疾病发生风险评估的遗传分析技术主要基于两种理论：位点微效累加理论和主要位点决定论。目前以位点微效累加理论为基础建立的、应用较为广泛的是以美国 Navigenics 公司为典型代表的 CGR（combined genetic risk）疾病风险度评估模型。该模型计算方式举例说明如下。

目前已发现高血压病易感基因 12 个，且每个位点对疾病的贡献都较低，对疾病发生有累加决定性（表 2-1）。

表 2-1　高血压病易感基因位点信息

易感基因（位点）	基因型频率	OR 值
Marker 1	0.044/0.321/0.63	1.39/1.39/1
Marker 2	0.058/0.299/0.642	1/1/1.54
Marker 3	0.139/0.438/0.42	1.25/1/1
Marker 4	0/0.222/0.778	1.79/1.79/1
Marker 5	0.186/0.504/0.30	1.19/1.19/1
Marker 6	0.23/0.36/0.42	1.61/1/1
Marker 7	0.153/0.526/0.32	1.497/1.497/1
Marker 8	0.193/0.526/0.28	1/1/1.43
Marker 9	0.672/0.292/0.03	1/0.75/0.75
Marker 10	0.886/0.110/0.00	1/1.48/1.48
Marker 11	0.058/0.307/0.63	1/0.66/0.66
Marker 12	0.822/0.178/0	1/1/1.58

1）如某一疾病已知报道有 3 个基因位点与疾病的发病率有关，这 3 个位点分别为 Marker1、Marker2 和 Marker3。因为 OR 值容易过高评估疾病的风险度，所以我们根据资料中疾病的频率及疾病的发病率等数据，将每个位点的 OR 值转换为相对风险（RR）值。

假设每个基因位点的危险等位基因为 A，非危险等位基因为 B，则其 OR 值和 RR 值见表 2-2。

表 2-2　复杂疾病 OR 值与 RR 值的比较

基因型 位点	OR 值			RR 值		
	AA	AB	BB	AA	AB	BB
Marker 1	10.57	2.72	1	9.06	2.64	1
Marker 2	9.47	3.12	1	9.47	3.12	1
Marker 3	6.78	2.31	1	6.78	2.31	1

2）每个位点的加权值基于位点的 RR 值和基因型对应的频率计算得出（表 2-3）。

表 2-3　复杂疾病发生风险加权值

位点	频率			加权值
	AA	AB	BB	RR 值×频率 AA＋RR 值×频率 AB＋RR 值×频率 BB
Marker 1	0.016	0.40	0.58	9.06×0.016＋2.64×0.40＋1.0×0.58＝1.78
Marker 2	0.40	0.38	0.21	9.47×0.40＋3.12×0.38＋1.0×0.21＝5.18
Marker 3	0.88	0.12	0.00	6.78×0.88＋2.31×0.12＋1.0×0.00＝6.24

3）所有位点的总加权值根据每个位点的加权值得出。总加权值＝1.78×5.18×6.24＝57.54。

4）根据每个个体的基因分型结果，计算个体的实际加权值。假如该个体的基因型在 Marker1 上是 AB，在 Marker2 上是 AA，在 Marker3 上是 AA，那么该个体的实际加权值为：RRAB1×RRAA2×RRAA3＝2.64×9.47×6.78＝169.51。

5）计算该个体的 CGR 值。CGR＝169.51/57.74＝2.94。

6）计算个体的实际发病率。假设该疾病的群体发病率为 3.1%，那么该个体的实际发病率为 2.94×3.1%＝9%。

针对某一疾病，通过计算人类基因组单位型图（HapMap）数据库某一人群各样品的 CGR 值及该疾病在该人群中的发病率划分群体风险等级。对于接受检测的个体，计算各易感位点的遗传风险值进而求得 CGR 值，比较确定与疾病相关的各检测位点的风险状态及疾病的发病风险等级。另外需要说明的是，RR 值多用于队列研究而 OR 值用于病例对照研究，RR 值因不能计算发病率，所以也不能计算相对风险度，只能用 OR 值作为反应关联强度的指标。在不同发病率和发病率情况下，OR 值与 RR 值有差别，但当疾病发病率小于 5% 时，OR 值是 RR 值的极好近似值。

CGR 疾病风险度评估模型根据不同的风险基因位点对疾病发生风险影响的权重及其各基因型频率经过加权计算出疾病的综合风险值。在实践过程中，由于 CGR 模型预测的准确性较高而受到普遍欢迎。然而 CGR 模型的成立是需要一定条件的，首先，该模型的基因型频率数据取自 HapMap 数据库，该数据库主要针对欧美人群。CGR 模型忽略了种族基因差异，默认基因型频率在各民族间均为一致。其实人类种族基因差异是客观存在的。因此要提高该模型预测的准确性必须先获得研究对象所属种族的易感基因型频率。其次，该模型默认为每个基因均独立作用，忽略了基因间的相互作用。再次，CGR 模型主要根据高频 SNP 进行预测，忽略了低频 SNP 和拷贝数变异（copy number variation，CNV），而最近研究显示后两种变异形式对复杂疾病发病的影响不可小觑。因此 CGR 模型可能会造成遗传度缺失从而降低预测的准确性。最后，CGR 模型的风险度评估假设 OR 值及发病率已知，缩小了可预测的范围。所以，在实际运用 CGR 模型时，应该注意其适用范围，将其加以创造性的应用。

主要位点决定论是指复杂疾病的发病主要是由少数几个关键位点决定的，其对复杂疾病发生影响的权重要远高于其他位点。主要位点一般属于低频位点，但与位点微效累加理论相比，主要位点决定论对复杂疾病预测的准确率较高，但解释率较低。实践证明，依据主要位点决定论的理论，基于 CGR 值风险评估模型也可以达到准确预警疾病风险的目的。

对于遗传咨询师而言，只有灵活掌握以上两种理论，在实践中根据咨询者情况加以创造性的应用，方能最大限度地提高遗传分析的效率。

疾病的风险评估是遗传咨询的主要内容，我们需要不断改良和完善复杂疾病的风险评估模型，使风险评估更加科学准确。

二、针对高风险疾病给出基因组导向下健康管理建议

对复杂疾病进行准确的风险评估，仅局限于对咨询者进行纯遗传分析是远远不够的；而重遗传因素、轻环境作用则是传统遗传分析的不足所在。复杂疾病发生与否是由机体与环境（包括自然环境和社会环境）相互作用来共同决定的。而环境作用的靶点是基因。不论环境因素是生物的、化学的、物理的抑或精神的，总是要通过一定的作用通路与特定的基因网络发生作用，进行动态的再平衡，如果平衡被打乱，则有可能诱发不良后果，产生疾病。随着后基因组学研究的不断深入，营养基因组学、环境基因组学、毒素基因组学等学科兴起，基因-环境交

互作用的研究成果不断涌现，这使得开展基因组导向下的健康管理成为可能。依据基因-环境互作原理，外部环境可以影响疾病相关基因的表达，从而提高或降低发病风险。例如，近年来兴起的环境基因组学技术就是利用以上基因环境互作原理，以基因为导向，寻找各种环境因素的作用靶基因，通过改善个体的生活方式和生活习惯来调节基因表达，从而有针对性地对疾病进行预防和控制。因此，我们在做疾病遗传分析时，应该充分并且有针对性地研究考察与疾病易感基因表达相关的生活习惯和生活环境。这种新思路遵循的规律是：从定位疾病易感基因着手，搜集影响其表达的环境因子，通过改善外部环境达到调节基因表达、维护健康的目的，其最终落脚点仍在基因。此外，研究发现家族病史在某种程度上代表家族成员相似的遗传及环境背景，是众多复杂疾病的重要风险因素。虽然并非精确定量评估，家族病史也可以作为复杂疾病相关内外因综合评估手段的重要佐证。相比之下，家族病史有其突出优势：成本低，只需合理设计调查问卷，与咨询者良好沟通即可。西安时代基因健康科技有限公司的实践显示，如果结合家族病史与对个体进行的发病风险评估，可以将高血压病和 2 型糖尿病的预测准确性从 65％提高到 80％。所以，结合家族病史进行遗传分析是非常必要的。下面举例说明基因组导向下健康管理。

我们对某个体罹患糖尿病的各类危险因素进行了内外因综合评估，评估内容如表 2-4 所示。

表 2-4　糖尿病相关危险因素评估

危险因素		本次结果
一般因素	家族病史	无
	患病史	无
遗传因素（内因）	糖尿病	低风险
生活方式与环境危险因素（外因）	高热量饮食	无
	活动量小	无
	肥胖	无
	精神压力大	无
	甘油三酯高	无

根据表 2-4，健康管理建议如下：从遗传方面，该个体罹患该疾病的风险较低，从生活方式与环境危险因素评估方面，其也没有高热量饮食、活动量小、肥胖、精神压力大及甘油三酯高等不良生活习惯和环境危险因素。通过内外因综合评估，其患该疾病的概率非常低，因此建议该个体保持目前健康合理的饮食结构、良好的精神状态和运动习惯。又如，某个体进行深度遗传分析，结果显示其 CYP1A1 基因发生变异导致肝癌发病风险升高。而通过基因-环境数据我们了解

到 CYP1A1 蛋白由肝癌外源致癌物激活并催化烃化物代谢反应的第一步，被认为是原发性肝癌的主要易感因素，其突变体蛋白的酶活性更高，导致具有致癌能力的环氧化物浓度升高，进而引起 DNA 损伤和染色体畸变。因此，该基因变异体携带者应避免接触多环芳烃类物质。

三、预测或给出有患复杂疾病风险咨询者亲属的发病概率

对有高风险疾病及已患疾病的咨询者，给出其亲属（特别是一级亲属）发病概率的评估结果是复杂疾病遗传咨询的重要内容之一。单基因病在亲属中水平和垂直传递有据可依，符合孟德尔遗传定律，而复杂疾病不能完全用孟德尔遗传定律描述，虽然咨询者亲属发病概率预估可遵循的规律性不强，但也有一定规律可循。

1）患者亲属发病率高于群体发病率。

2）发病有家族聚集倾向，患者同胞中发病率不是 1/2 或 1/4，而是大多在 1%～10%，患者双亲、同胞、子女亲缘系数相同，发病风险相同。复发风险随着亲属级别降低而迅速降低，向群体发病率靠拢。这一点与 Galton 提出的数量性状在亲属中存在回归现象相一致（表 2-5）。图 2-5 显示了复杂疾病患者与各级亲属易患性平均值的关系。

表 2-5　多基因病中亲属级别和发病率之间的关系　　　　（单位：%）

人群	马蹄内翻足	唇裂＋腭裂	先天性髋关节脱位（女）	先天性幽门狭窄（男）
一般群体	0.001	0.001	0.002	0.005
一卵双生	0.3（×300）	0.4（×400）	0.4（×200）	0.4（×80）
一级亲属	0.025（×25）	0.04（×40）	0.05（×25）	0.05（×10）
二级亲属	0.005（×5）	0.007（×7）	0.006（×3）	0.025（×5）
三级亲属	0.002（×2）	0.003（×3）	0.004（×2）	0.0075（×1.5）

此外，双亲患病情况也直接影响子女发病概率，如研究显示，患有高血压病的双亲其子女患高血压病的概率是 45%，患有高血压病的单亲其子女患有高血压病的概率是 28%，无高血压病病史的双亲其子女患高血压病的概率仅为 5%。

复杂疾病的发病风险与该病的遗传度和一般群体发病率的高低密切相关。群体易患性和一级亲属易患性均呈正态分布，但患者一级亲属超过阈值发病部分的数量远较群体的多。患者一级亲属的复发风险具体的估计可运用群体发病率、遗传度患者一级亲属发病的关系表来计算（图 2-6），当已知群体发病率和遗传度时，从此图很容易查出患者一级亲属的发病率。有些多基因病，在遗传度相同的情况下，群体患病率不同，发病风险率也不同，同样可以从图 2-6 中进行估计。

3）近亲婚配子女发病风险增高，但不及常染色体隐性遗传显著。由于复杂

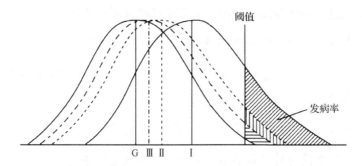

图 2-5　一般群体和患者一级、二级、三级亲属多基因病发病率的比较
G：一般群体易患性平均值；Ⅰ：一级亲属易患性平均值
Ⅱ：二级亲属易患性平均值；Ⅲ：三级亲属易患性平均值

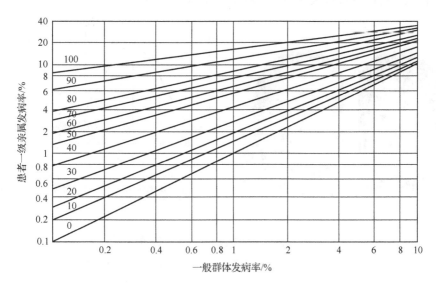

图 2-6　群体发病率、遗传度及患者一级亲属发病率的关系图解
数字表示患者一级亲属复发风险

疾病存在家族聚集性，所以需要咨询者更多的家庭成员和亲属了解该种遗传病相关的发病概率，以达到在更大范围内防治该病的目的。我们要根据复杂疾病的发病规律有目的地收集每种疾病相关的、特异的家族遗传信息，以扩大遗传咨询的受众范围。

四、对已患疾病的咨询者就其及其亲属疾病的转归、复发情况进行科学预测

复杂疾病遗传咨询内容还包括对已患疾病的咨询者就其及其亲属疾病的转

归、复发情况进行科学预测。预测相关理论基础及规律如下。

（一）患者亲属复发风险与亲属中受累人数有关

在多基因病中，一个家庭中患者人数越多，表明双亲携带易感基因数量越多，复发风险越大。

（二）复发风险与患者畸形或病情严重程度有关

复杂疾病发生的遗传基础是微效基因，其有共显累加效应，故在多基因病中如果患者病情严重，证明其易患性远远超过发病阈值而带有更多的易感基因，与病情较轻的患者相比，其父母所带有的易感基因也多，易患性更接近阈值。因此，再次生育时其后代复发风险也相应增高（图 2-7）。

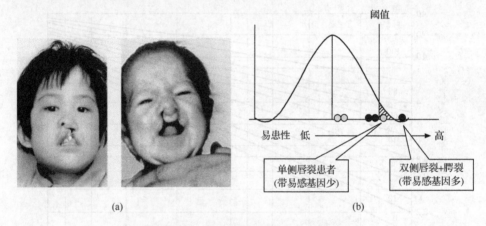

图 2-7　唇裂表型及其易患性与双亲的关系
(a) 唇裂；(b) 患儿病情相对严重表明双亲带有更多的致病基因

（三）在某些发病率有性别差异的多基因病遗传中，复发风险与患者性别有关

当发病率有性别差异时，群体发病率高的性别的患者，其复发风险率低；群体发病率低的性别的患者，其复发风险率高。对于发病率低的性别的患者，只有带有较多的易感基因才能超过较高的阈值而发病，如果已发病，则表明其一定带有较多的致病基因，其后代中发病风险将会相应增高，尤其是与其性别相反的后代。相反，发病率高的性别的患者，后代发病风险将较低，尤其是与其性别相反的后代，这称为 Carter 效应。

所以，我们在复杂疾病遗传咨询实践中也应遵循以上规律，在详细了解咨询者患病程度、患病种类及亲属患病情况等的基础上，做好针对不同个体的个性化遗传咨询工作。

第三节 复杂疾病遗传咨询具体实施过程中相关内容及标准

下面结合西安时代基因健康科技有限公司三年以来针对客户进行复杂疾病遗传咨询的实践经验，阐述复杂疾病遗传咨询具体实施过程中相关内容及标准。

一、复杂疾病遗传咨询的基本流程

复杂疾病遗传咨询的一般流程内容如下。

1) 采集咨询者个人信息。所需采集的信息包括咨询者家族复杂疾病病史、生活环境因素、特殊化学物接触情况、年龄、民族、生活习惯等。

2) 疾病相关风险基因检测。采集咨询者血液，提取遗传物质，通过基因序列分析和对比确定咨询者是否具有疾病风险基因型。

3) 推算疾病发生风险值。运用疾病风险评估模型，综合咨询者疾病相关的风险基因型，评估个体疾病发生风险；同时依据亲属级别和家族病史给出其一级亲属发病概率。对已患疾病的患者结合临床资料和缺陷基因检测结果预测其转归及复发概率。

4) 给出个性化健康管理建议。一些风险基因型同疾病发生直接相关，因此可以针对缺陷基因，提出弥补缺陷基因的个性化健康管理建议。一些风险基因型同疾病发生虽然不直接相关，不能据此向咨询者提出弥补缺陷基因的个性化健康管理建议，但可以从生活方式等方面给出健康干预建议。

5) 疾病风险评估报告的解读。遗传咨询师向咨询者解读的内容包括：基因与疾病关系的相关知识；进行复杂疾病遗传咨询的目的和意义；复杂疾病风险基因型检测和遗传分析结果；复杂疾病风险基因深度遗传分析；针对缺陷基因的个性化健康管理建议。

6) 与咨询者充分沟通，尽量掌握其职业特点、生活习惯、饮食结构、家族病史等信息，以便能够更加科学、合理、准确地为咨询者提出有价值的健康管理建议。这个过程往往不能一蹴而就，需要遗传咨询师和咨询者间经常互动交流。整个遗传咨询的后期随访和服务甚至伴随咨询者终生。

7) 复杂疾病遗传咨询主要包括面谈、电话、视频等多种形式。

下面介绍面谈和电话咨询两种形式的基本流程。

1) 面谈形式遗传咨询工作流程见图 2-8。

2) 电话形式遗传咨询工作流程见图 2-9。

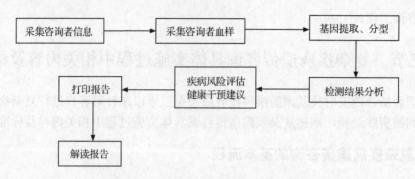

图 2-8　　面谈形式遗传咨询工作流程图

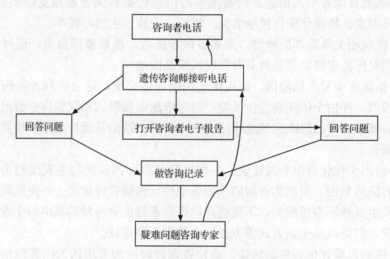

图 2-9　　电话形式遗传咨询工作流程图

二、复杂疾病遗传咨询的对象

复杂疾病遗传咨询的对象包括：具有复杂疾病家族史的个体，对健康问题较为关注、希望了解个体疾病发生风险的个体。

如果说传统的遗传咨询主要在生命早期进行，解决的是"优生"问题；那么复杂疾病遗传咨询则贯穿生命始终，针对的是"优育"问题。显然，后者涉及的范畴和人群更加广泛。针对复杂疾病科学的健康管理建议是建立在对个体内（遗传）外（环境）因综合评估基础上的，还要参考社会、心理、经济条件等多方面因素。其中专业人员与受访者的对接和沟通的有效性至关重要，某种程度上关系到上游行业是否能落实。因此，在基因检测和遗传分析的基础上，综合家族病史和生活方式，建立相对科学的内外因评估模型和基因组导向下的健康管理模式是发展面向终端的基因健康下游产业的关键技术。而复杂疾病的遗传咨询是直接面向客户进行健康服务的重点。

随着基因组学技术的广泛应用，复杂疾病遗传咨询的对象不仅仅针对有家族病史的人群，包括健康和亚健康人群在内的几乎所有人群都是潜在受益人群。因为通过先进的基因检测手段和后续的遗传分析模型，我们针对某种复杂疾病在未发现家族先证者的情况下就可以准确地预测出个体的易感性，结合其生活环境和习惯，可以判断出其易患性。因此，现阶段遗传咨询师也被称为遗传基因咨询师。美国是遗传咨询发展较成熟的国家，目前可通过基因检测预测 1214 种疾病。接受遗传病筛查的人次逐年递增，至今已逾 700 万人次。仅 1996 年由遗传病筛查所创收入就达 40 亿美元，2000 年超 70 亿，2007 年达到 150 亿。可见基因导向下的遗传咨询是未来基因健康产业的一块战略高地，是包括我国在内各国发展生物引领型经济的重点所在。该产业的逐渐兴起对于遗传咨询专业人才的需求大大增加。

三、复杂疾病遗传咨询的相关标准

（一）遗传咨询师标准

遗传咨询师是遗传咨询的一个重要组成环节，为咨询者提供所需要的遗传咨询服务，包括解释复杂疾病遗传咨询的目的和意义、组织基因检测实验、解释疾病风险基因检测结果、解释疾病发生风险评估结果及提出个性化健康管理建议等内容。

遗传咨询师的专业职能包括：①为客户或患者提供遗传医学及遗传基因方面的专业咨询；②为客户或患者进行基因检测样品采集；③为客户正确解读专业基因检测报告，分析疾病易感基因及健康风险程度；④根据基因检测报告结果，为客户制定个性化健康管理方案、个性化体检方案等。

遗传咨询师在知识储备上还应满足以下几条标准：①具备人类遗传学、医学遗传学及临床遗传学基础理论知识；②熟悉基因检测技术原理；③熟悉预防医学、营养学、卫生保健及公共卫生等相关知识；④具有心理学、伦理学和法律知识。

遗传咨询师在进行遗传咨询的过程中应遵循以下语言要求：①在遗传咨询过程中使用普通话，而且语言要言简意赅，通俗易懂，对非专业人员不使用专业英文术语。②在遗传咨询过程中，咨询者随时提问，遗传咨询师要随时回答。③遗传咨询师要按照一定的遗传咨询标准话术回答客户问题，不随意回答自己不知晓或不清楚的问题；对于疑难问题，遗传咨询师在咨询专家后予以回复；对不属于咨询范围的问题，应告知咨询者正确的咨询途径。④在咨询的过程中，遗传咨询师不得同咨询者闲聊同遗传咨询无关的话题。

（二）电话形式遗传咨询工作标准

遗传咨询师执行"二准、三快、四规范"的优质服务工作标准。

1. 二准

1）听电话要准时：电话铃音 3 响内必须接起电话。

2）回答问题要准确：咨询者话音落后，要准确、快速捕捉咨询者想要咨询的问题；回答问题要做到准确无误，言简意赅，通俗易懂。

2. 三快

1）打开咨询者资料要快：咨询者报出编号后，要在 10s 内打咨询者的健康管理电子报告。

2）答要快：对于咨询者咨询的问题，要能快速给予应答；如未能及时回应，要留下咨询者咨询的内容及联络方式，并承诺马上把问题反映给专家，30min 内给咨询者回复。

3）回复咨询者要快：任何等待回复的客户，都要在 30min 内给予回复；不允许 30min 后仍没有给咨询者任何回复信息、让咨询者久等的情况出现。

3. 四规范

1）接挂电话要规范：保证咨询热线于周一至周五 9：00～18：00 开通，电话铃音 3 响内必须接起，对方挂断电话后遗传咨询师方可挂断电话。

2）用语要规范：咨询服务中使用普通话，使用规范的咨询术语。

3）回答内容要规范：要按照标准话术回答咨询者问题。不随意回答自己不知晓或不清楚的问题；疑难问题咨询专家后予以回复；对不属于咨询范围的问题，应告知正确的咨询途径。

4）记录要规范：咨询结束后，必须即时做好电话咨询登记，包括咨询日期、咨询时间、咨询者姓名、咨询内容、咨询结果、咨询时长、是否预约及预约时间、咨询者联系方式和遗传咨询师姓名等。字迹要清晰工整。

四、复杂疾病遗传咨询的组织和实施

（一）遗传咨询地点的设置

1. 遗传咨询服务机构

经卫生行政部门正式认证审批的基因诊断技术服务单位或开展基因诊断技术服务的医疗保健机构均可以开展遗传咨询服务。

2. 咨询者信息采集地点

由遗传咨询师和咨询者共同商定咨询时间和地点，遗传咨询师应提前 5min 到达商定的地点。

3. 采集咨询者血样地点

由医护人员在正规医疗机构采集咨询者血样，并按要求低温保存。

4. 疾病风险评估报告解读地点

遗传咨询师与咨询者可在约定的地点进行面谈形式的解读，遗传咨询师应提前 5min 到达商定的地点，无关人员不得在咨询地点出现。报告解读也可以以电话咨询的方式进行。

（二）疾病风险评估报告解读时间长短

疾病风险评估报告解读时间长短因人因地等不同而异，一般 30～40min。在解读的过程中，遗传咨询师要随时解答咨询者提出的问题。报告解读可以按下述多种形式进行。

1. 面对面形式解读报告

遗传咨询师事先把风险评估报告的内容做成幻灯片，通过投影仪展示给想咨询者，这是一种最理想的疾病风险评估报告解读形式。若无投影仪，遗传咨询师可携带笔记本电脑向咨询者解读报告。若上述两种条件均不具备，遗传咨询师要携带纸质讲稿向咨询者解读报告。这种解读形式效果最好，但异城解读成本过高，只适合于同城解读。

2. 借助于网络进行视频解读

遗传咨询师和咨询者在约定的时间，借助于 QQ 或 Skype 等视频聊天平台进行视频报告解读和交流。这种解读形式效果较好，解读成本很低，且不受地域限制。

3. 以网站为媒介进行报告解读

若没有条件进行面对面报告解读，遗传咨询师也可以事先把制作好的解读 PPT 上传至网站平台，咨询者随时登陆咨询机构网站，观看解读 PPT 文件。这种方式的最大优点是解读时间比较自由；缺点是咨询者如有问题需要咨询，仍需给遗传咨询师拨打电话进行交流。

（三）遗传咨询的专业机构——遗传咨询门诊

遗传咨询门诊是遗传咨询基本方式。其方法和步骤大致如下。

1）遗传咨询师对咨询者的遗传信息进行测定或委托第三方进行测定，同时与咨询者建立友善互信的咨询关系，签订服务协议、保密协议等文件。

2）遗传咨询师运用专业知识和技术，依据行业规范和标准对咨询者的基因检测结果进行分析判读，对咨询者潜在遗传风险进行科学评估。

3）与咨询者围绕其潜在发病风险和健康问题进行交流和讨论，了解其生活习惯、家族病史等方面情况，并从社会的、心理的方面去寻找致病的外部原因，并依据基因-环境作用原理，明确影响疾病易感基因表达的环境因素。

4）在明确遗传和环境风险因素的基础上，遗传咨询师和咨询者共同制定个性化的、切实可行的调节干预计划，动员咨询者与遗传咨询师合作，共同抵御疾病，维护健康。

5）对咨询效果做必要的追踪观察和提供后续咨询服务。

（四）复杂疾病遗传咨询的三大要素

1. 要有合格的遗传咨询医师

这类医生需要具有良好的道德素质（对咨询者要热心，回答问题要有耐心，对患者要有同情心，对工作要有责任心），应对医学遗传学理论有全面和较深入的了解，对辅助诊断手段及实验室检测结果要能正确判断，并能对各种遗传的风险做出恰当的估计。医生最好还能对心理学有所认识，这个要求是相当高的。鉴于目前我国医学遗传学教学尚未在高等医学院校普及，以及现职临床医师普遍缺乏遗传学的基础知识，近期一种可行的办法是临床医师与医学遗传学专业人员联合开展遗传咨询门诊工作。实践证明，他们通过相互学习、取长补短，确能有效地解决遗传咨询等医学院校医学遗传课程的教学中出现的一般问题及挑选一批现职医师进行医学遗传理论知识的培训，将可以训练出一批合格的遗传咨询师。

2. 要有一定条件的实验室及辅助性检查手段，正确的诊断是进行有效遗传咨询的关键

实验室除一般医院常规化验外，还应有细胞遗传学、生化遗传学及分子遗传学等方面的检测。辅助性检查手段包括 X 射线、超声诊断、心电图、脑电图、肌电图、各种内窥镜、造影技术、断层扫描等。

3. 要有各种辅助工作基础

例如，病案的登记，特别是婚姻史、生育史、家族病史（包括绘制系谱图）

的记录和管理；结合我国的现实情况，设立县、市、省三级遗传咨询网，分别解决不同层次的问题比较可行。

第四节　复杂疾病遗传咨询可能涉及的心理和伦理问题

除了对客户针对复杂疾病进行风险评估和给出健康管理建议外，遗传咨询师还需要解决在遗传咨询过程中可能出现的心理和伦理等相关问题[16~19]。

一、复杂疾病遗传咨询涉及的心理问题

对于复杂疾病遗传咨询这一新生事物，普通大众存在的心理问题主要有两方面：首先，疾病治疗重于预防的传统观念根深蒂固，大部分人主动预防疾病的积极性还没被调动起来，社会舆论宣传也不到位；其次，人们不同程度上在检测前和检测后都对疾病风险评估的结果有恐惧心理，害怕自己罹患重大疾病，讳疾忌医。这两个问题归根结底是对于疾病科学认知和预防的理念尚未普及。很多个体有病才会去医院，无病时很少会关心自己的健康问题，根本不知道有复杂疾病风险评估一说，更谈不上在心理上重视复杂疾病风险评估。甚至同患者整天接触的很多医生，对复杂疾病发生基础相关知识也是欠缺的。相当一部分人即使接受了复杂疾病遗传咨询的相关服务，也是抱着尝试和观望的心态。如果咨询者没有一个比较正确的观念和良好的心态，势必会影响其与遗传咨询师间的沟通，遗传咨询的效果也会因此大打折扣。所以，遗传咨询师有必要在遗传咨询正式开始前，和咨询者就遗传咨询的科学依据和意义进行交流，引导咨询者重视并正视自身的健康问题，建立科学防病的基本理念，使其有兴趣与遗传咨询师一同探讨自身健康话题。具体地说，遗传咨询师在初期接触咨询者时的话术可以遵循以下几点：①个体的基因决定了个体对疾病的易感性。个体间基因差异不大，只有0.1%，正是这0.1%的基因差异决定了个体对疾病易感性和外貌等方面的差异。通俗地说，个体基因决定了个体易患哪种疾病。②复杂疾病易感个体若暴露于疾病风险外因，则易患上复杂疾病，发病风险较高。③疾病易感个体，若能在生活中回避风险外因，就会降低疾病的发生风险。④复杂疾病风险评估的意义就在于：早发现基因风险，早回避外在风险因素，降低疾病发生率，提高生命质量，减少医疗开支。

对于疾病风险评估结果为中、低风险等级的咨询者而言，评估结果不会引起较大的心理压力。但对于疾病风险评估结果为高风险的咨询者，评估结果往往将其推向恐惧无助的境地，其余生思想负担很重，担心哪一天会发病。这时遗传咨询师需要对咨询者进行心理辅导，向咨询者说明，疾病风险评估报告旨在评估是否具有疾病发生风险，而不是医学诊断；虽然存在某种疾病的发生风险，但不

意味着这一生一定会发病，因为外部风险环境因素是复杂疾病发生的诱因；知道了自己具有某种疾病的发生倾向性，首先要在健康管理师的指导下进行健康干预，避免接触诱发疾病的不良因素，如去除外在不良生活习惯，阻止或延缓疾病的发生；曾经大剂量长期接触过风险外因的风险基因携带个体，要定期进行相关体检，早发现早治疗。

此外，查出没有携带风险基因或发病风险较低的个体则可能会心存侥幸，侥幸此生可以高枕无忧，认为不管在生活上怎样放纵（如胡吃海喝、抽烟、熬夜等），都不会患复杂疾病。遗传咨询师在进行遗传咨询时，需要向咨询者说明的是，查出没有携带风险基因的个体并不意味着此生绝对安全，而是相对安全，因为复杂疾病的相关基因目前并未被完全发现，现有的复杂疾病相关基因还不能完全解释所有的复杂疾病。所以查出没有携带风险基因的个体，只是不携带已发现的风险基因，是否携带未发现的风险基因仍未知，因此仍然要注意生活方式，回避风险外因，降低可能的发病风险。

通常咨询者除了存有对高风险评估结果的担心外，还可能对咨询过程中个人信息的保密性有所顾虑。遗传咨询者多不愿向他人透露个人疾病史和家族病史，因此，在采集咨询者信息时，要与咨询者在专门的房间内单独谈话。咨询时，避免无关人员进入。任何的有关咨询者的个人信息包括基因检测结果和疾病风险分析结果等应避免无关人员接触。只有尊重患者的隐私和尊严，做好保密工作，才能使遗传咨询师在短时间内与咨询者建立起相互信赖的关系，使遗传咨询师掌握的病史资料和家系资料更为完整、准确、全面，计算出的发病风险概率更为可靠，做出的健康管理建议更加科学合理。

二、当事人的伦理责任

基因检测、遗传分析及咨询过程会给咨询者带来很多负担和压力：包括预知负担，遗传筛查的结果会给人们带来预先知道征兆和做出选择的负担，如面对基因检测结果，胎儿的父母和其他家属将做如何选择？对于在遗传筛查中查出患有遗传病（如唐氏综合征）的胚胎，是选择人工流产或是继续妊娠等；还需面对如就业、择偶和保险方面的困惑等；检测结果会使被测者受到歧视；基因检测结果会给个体带来心理压力，包括对遗传信息理解的对错，给致病基因携带者带来名誉、社会形象、人格尊严及心理方面的压力等。

从伦理角度考虑，在基因检测、遗传分析及咨询过程中，一方面，一定要保证公民享有的自主权和基因隐私权。正如 1997 年，联合国教育、科学和文化组织大会第二十九届会议颁布宣言规定：每个人均有权决定是否要知道一项遗传学检测的结果及其影响，并且这种权利应受到尊重。基因隐私权（包括知情权和不知情权）既包括通常意义上的知晓自身的基因构成状况且独占该信息不为他人所知悉的权利；也包括独有的不知晓自身基因构成状况，且阻止他人知晓自身基因构成状况的权利。但另一方面，风险基因携带者当事人还有将可能的遗传风险告诉家人的伦理责任。风险基因携带者如果将结果保密，不利于子女及家族成员知晓可能的风险，对家庭和社会都没有好处。

疾病风险基因来自于父母，同时也有可能遗传给下一代，因此对于遗传咨询结果为疾病高风险的个体，遗传咨询师应建议咨询者把咨询结果告诉其父母和子女，由父母或子女（成年）决定他们自身是否也需要接受疾病发生风险评估。对于未成年子女，疾病高风险咨询者可自行决定是否对他们进行疾病风险评估。

在咨询过程中，遗传咨询师应坚持以下原则以避免对咨询者造成不必要的心理负担和压力及产生不必要的伦理问题。

1) 遵循知情同意的原则：让咨询者充分了解复杂疾病遗传咨询的目的和必要性；并应告知被检测人有关检测程序、结果及风险，由被检测者自主决定是否接受的伦理准则。《世界人类基因组与人权宣言》规定，每个人均有权决定是否要知道一项遗传学检测的结果及其影响，并且这种权利应当受到尊重。

2) 遵循自主决定的原则：一个人是否接受基因检测，是否愿意接受基因检测结果——基因信息，是否接受咨询师或健康管理师提供的个性化健康管理意见和建议，如调整饮食结构、服用营养素、改变生活习惯、选择运动方式、避免致病源等，基因信息交给谁保存，是否对外公开，应由被检测者自主决定。正如欧洲理事会通过的《人权与生物医学公约》规定：每个人都有权知道有关他或她健康的任何信息，但个人不愿被告之的意愿应当被尊重。联合国教科文组织在其通过的《关于人类基因组和人权的普遍宣言》中也宣布：每个人有关决定是否愿意被告之基因检测结果及检测后果意义的权利应当得到尊重。

3) 遵循尊重遗传特征原则：每个人都有权利使其尊严受到应有的尊重，而不管它具有什么样的遗传特征，都应当尊重其独一无二的特点和多样性。

4) 遵循职业道德的原则：遗传咨询常常伴有一系列的检查，遗传咨询师应明确什么应该做、什么不能做。遗传咨询师不得在经济利益的驱使下，不顾职业道德，让咨询者及其家族成员做一些不必要的检查，购买一些不必要的药品。

5) 遵循尊重隐私的原则：遗传咨询师应当尊重咨询者的隐私权，咨询时无关人员不得在场；对咨询者的遗传分析结果给予保密，未经咨询者许可不得传播。

6) 遵循谨慎的原则：对咨询者所做的基因检测与疾病发生风险评估，涉及生物信息学、基因检测技术等高科技知识，因此工作时必须严格谨慎、精益求精，力争确保疾病风险数据库调用正确、基因检测结果准确、疾病风险评估正确，个性化健康管理建议实用有效。

第五节　复杂疾病遗传咨询事业存在的问题及发展趋势

一、民众健康理念和重大疾病防范意识有待提高

虽然现在越来越多的人开始关注健康，但在观念上还缺乏主动预防的理念。相比于在未患病时进行少量投资，积极预防疾病发生，更多的民众习惯于在已患疾病后花费大量金钱去医院治疗。人们普遍认为把自己的健康交给别人管理是一种高端消费。即使是有健康需求和健康意识，大部分人往往缺乏相关专业知识或专业人员的指导。加之目前社会上打着"健康"旗号的商业宣传和各种"健康产品"鱼龙混杂，消费者容易盲从或干脆对于市场宣传的健康产品一律拒绝，仅遵循自己的"生活习惯"。其实积极并科学地预防疾病才是上策。政府需要加大科普宣传力度以转变大众的健康观念，使科学的健康理念深入人心，让"预防胜于治疗"的基本思路逐渐取代以疾病诊治为中心的传统健康维护思路，完善健康产业链的顶层构架并给予相关政策支持。

二、提高原始自主创新能力

与欧美等发达国家相比，我国在遗传咨询领域的转化和应用方面尚处于初级模仿和摸索阶段。在产学研用 4 个方面的投入主要集中在"学"和"研"，即基础理论的研究。虽然国内一些研究机构和高校也在积极尝试让自己的研究结果走出实验室，走向市场（from "paper" to "profit"），产生社会效益和经济效益；并且也有一些有远见的企业家正在积极整合资源，打算搭上"基因健康产业"这班快车，在该领域中有所作为。然而国内目前缺乏掌握紧扣市场、引领市场的关键转化技术并且兼具商业运作和管理才能的复合型人才。要从根本上提升我国的遗传咨询水平必须重视人才的培养；为专业人才创造宽松的创业环境。此外，国家要不断加大对企业研发的投入，以及对企业创新成果的奖励力度。注重在引进、消化和吸收基础上的再创新。加大力度引进国外先进技术，通过实施重大技术专项，依托项目推进遗传咨询关键技术的自主化和国产化。最后，还要努力建立产学研用相结合的技术创新体系，发挥企业作为创新主体的作用，鼓励企业与科研院所的技术合作，积极推动遗传咨询科技成果的产业化进程。

三、完善行业标准

遗传咨询业，特别是复杂疾病遗传咨询业在我国乃至国际尚处于起步阶段，未形成完整的理论框架，缺乏系统、权威的理论支持；复杂疾病遗传咨询涉及遗

传咨询师和咨询者之间的交流互动。4P医学"主动参与"的原则要求咨询双方深入参与遗传咨询全过程。而目前由于复杂疾病遗传咨询开展刚刚起步，缺乏相关经验，主动参与程度不够。只有在主动参与的基础上，不断总结实践经验，注重个案积累等才能真正推动复杂疾病遗传咨询事业发展。目前复杂疾病遗传咨询的形式相对单一，以面对面咨询和电话咨询为主，咨询成本高，效率较低，没有充分发挥互联网和信息技术等新兴科技手段的优势，同时也缺乏对于新技术的相关研究和规范。此外，当前复杂疾病遗传咨询仍然主要针对有家族病史的个体，即运用"优生模式"。然而在后基因组时代，我们完全有能力针对某种复杂疾病在未发现家族先证者的情况下就可以准确地预测出个体的易感性，确定复杂疾病相关易感基因，同时结合其生活环境和习惯，在判断出其易患性的同时给出基因组导向下健康管理建议。现在复杂疾病遗传咨询还主要停留在医疗/预防模式阶段，但是是以遗传咨询师"开处方"为主，在帮助咨询者做出最符合其自身利益的选择（即决断模式）和充分考虑咨询者切身利益方面还做得不够。传统的遗传咨询主要围绕"疾病预防"开展，对于咨询者在咨询前后的心理问题虽有所认识，但缺乏解决问题的决心和有效手段；另外，目前没有统一行业标准与规范，市场良莠不齐；国家还没有对该行业进行立法和监管，目前主要靠行业自律；没有遗传咨询权威的行业协会、学会组织。国家相关部门应该重点扶持一批企业，其应该具有能够和世界接轨的核心竞争力，符合中国发展国情，对于我国遗传咨询行业具有风向标作用并能够引领本行业健康科学发展。这些企业在自身不断尝试和发展的同时，作为行业标杆会带动遗传咨询业的逐步兴起；同时在政府的引导和行业发展中，逐步完善和规范行业行为及质量标准。

四、借助新兴科技手段丰富遗传咨询形式

传统的遗传咨询方式通常是遗传咨询师与咨询者进行面对面的沟通。这种方式虽然可以帮助遗传咨询师从各个方面（如身体、精神状况）对咨询者进行全方位的了解，但其缺点也非常明显。成本高：对于异地咨询者，无疑大大增加了其时间、经济成本；即时性差：咨询者每次咨询前一般需要预约，这就降低了咨询师对于其健康状况实时监控和干预效率。

近年来，互联网已成为一种主流大众媒体。全球互联网用户总数已经达到20亿人，而联合国公布的最新统计数字显示，世界人口在2011年年底突破70亿大关。据美国国家科学基金会（National Science Foundation）预测，2020年前全球互联网用户将增加到50亿。以通讯技术和计算机技术为标志的信息技术如今已广泛渗入几乎所有社会领域。互联网以其广覆盖、低成本等诸多优势已逐渐成为主流媒体和渠道。许多传统和新兴服务行业在发展到一定阶段时，借助互

联网渠道往往可能带动市场的快速成熟和几何级倍增。联合国估计 2020 年世界人口将为 75 亿，大部分人将使用互联网。随着物联网时代的到来，真实和虚拟世界的界限变得模糊；未来会有数十亿个传感器连接到互联网。在物联网上，每个人都可以应用电子标签将真实的物体上网联结。3G、WiMAX 等高速移动无线网络的普及大大缩短了人与人之间的空间和时间距离；智能手机、平板电脑等种种手持移动终端和基于云服务的应用软件的"轻量化"让我们能够更方便快捷地利用互联网。可以预计，"远程咨询"必将成为复杂疾病遗传咨询在互联网时代的发展趋势。此外，未来的 10 年将是一个"大数据"引领的智慧科技的时代。随着社交网络的逐渐成熟，移动带宽迅速提升，云计算、物联网应用更加丰富。更多的传感设备、移动终端接入网络，由此产生的数据及增长速度将比历史上的任何时期都要多和快。我们有可能坐在家里沙发上就可以通过高清图像和高清视频与自己的遗传咨询师进行交流。数据库管理系统（database management system，DBMS）是指提供各种数据管理服务的计算机软件系统，这种服务包括数据对象定义、数据存储与备份、数据访问与更新、数据统计与分析、数据安全保护、数据库运行管理及数据库建立和维护等。

实际上我们对于远程遗传咨询的概念并不陌生，它与近年来发展起来的"远程医疗"类似。这种新兴的远程遗传咨询（telegenetics service）运用计算机、通信、遗传学技术与设备，通过数据、文字、语音和图像资料的远距离传送，实现专家与咨询者、专家之间异地"面对面"的会诊。远程遗传咨询不仅仅是医疗或临床问题，还包括通讯网络、数据库等各方面问题，并且需要把它们集成到网络系统中。我国是一个幅员辽阔的国家，医疗水平有明显的区域性差别，特别是广大农村和边远地区，因此远程遗传咨询在我国更有发展的必要，它可以有效提高边远地区复杂疾病的预知预防水平，降低复杂疾病诊治的昂贵费用问题。所以远程遗传咨询在我国有很大的发展潜力。

五、建立遗传咨询行业人才培养体系

遗传咨询师是遗传咨询中的重要一环。遗传咨询师属临床遗传医学专业咨询人员，是国家卫生主管部门根据国际国内医疗发展的需要，为提高医疗水平，与国际先进医疗技术接轨，逐步实现通过基因检测、基因诊断，达到提前预防疾病，降低健康风险，以及实现个性化治疗、个性化用药和个性化健康管理服务而新设置的一个专业执业资格。而我国至今尚未设立遗传咨询的临床专科，也缺乏这个领域的专职医师，遗传咨询师在中国还没有被纳入正式的职业中，缺乏统一的规范，有些时候还会导致基因隐私、伦理问题，引发医患纠纷，这使得我们无法从根本上提高临床医学的诊治水平。近一两年来在北京、上海等城市由高校和科研院所牵头陆续开展了多期"遗传咨询师"培训班，正为社会输送着一批批专业人才。可以预见，遗传咨询业在不久的将来必将跨入医疗健康业的主流圈，吸引越来越多的有志之士加入。这还需要政府部门在政策和资金等方面给予大力支持，同时要适时地对本行业加强规范和监管甚至立法，避免炒作和泡沫，确保其作为朝阳绿色产业快速健康发展。

<h2 style="text-align:center">参 考 文 献</h2>

[1] Resta R, Biesecker B B, Bennett R L, et al. A new definition of genetic counseling: National Society of Genetic Counselors' task force report. Journal of Genetic Counseling, 2006, 15 (2), 77-83.

[2] 杨进. 复杂疾病的遗传分析. 北京：科学出版社，2013.

[3] Fraker M, Mazza A. Direct-to-Consumer Genetic Testing: Summary of a Workshop. Washington D C: National Academies Press , xii, 2011, 93.

[4] Zeggini E, Morris A P. Analysis of Complex Disease Association Studies: A Practical Guide. Amsterdam: Academic Press/Elsevier, 2011.

[5] Ahmadian A, Gharizadeh B, Gustafsson A C, et al. Single-nucleotide polymorphism analysis by pyrosequencing. Anal Biochem, 2000, 280 (1): 103-110.

[6] Cabal A, Strunk M, Domínguez J, et al. Single nucleotide polymorphism (SNP) analysis used for the phylogeny of the *Mycobacterium tuberculosis* complex based on a pyrosequencing assay. BMC Microbiol, 2014, 14 (1): 21.

[7] Baris I, Etlik O, Koksal V, et al. SYBR green dye-based probe-free SNP genotyping: introduction of T-Plex real-time PCR assay. Anal Biochem, 2013, 441 (2): 225-231.

[8] Ulvik A, Ueland P M. Single nucleotide polymorphism (SNP) genotyping in unprocessed whole blood and serum by real-time PCR: application to SNPs affecting homocysteine and folate metabolism. Clin Chem, 2001, 47 (11): 2050-2053.

[9] Aggarwal S, Ali S, Chopra R, et al. Genetic variations and interactions in anti-inflammatory cytokine pathway genes in the outcome of leprosy: a study conducted on a MassARRAY platform. J Infect Dis, 2011, 204 (8): 1264-1273.

[10] Buggs R J, Chamala S, Wu W, et al. Characterization of duplicate gene evolution in the recent natural allopolyploid *Tragopogon miscellus* by next-generation sequencing and Sequenom iPLEX MassARRAY genotyping. Mol Ecol, 2010, 19 Suppl 1: 132-146.

[11] Nakai K, Habano W, Fujita T, et al. Highly multiplexed genotyping of coronary artery disease-associated SNPs using MALDI-TOF mass spectrometry. Hum Mutat, 2002, 20 (2): 133-138.

[12] Luo Y, Tang S, Gao W, et al. Genotyping mitochondrial DNA single nucleotide polymorphisms by PCR ligase detection reactions. Clin Chem Lab Med, 2010, 48 (4): 475-483.

[13] Delahunty C, Ankener W, Deng Q, et al. Testing the feasibility of DNA typing for human identification by PCR and an oligonucleotide ligation assay. Am J Hum Genet, 1996, 58 (6): 1239-1246.

[14] Teumer A, Ernst F D, Wiechert A, et al. Comparison of genotyping using pooled DNA samples (allelotyping) and individual genotyping using the affymetrix genome-wide human SNP array 6.0. BMC

Genomics,2013，14：506.

[15] Gilles P N, Wu D J, Foster C B, et al. Single nucleotide polymorphic discrimination by an electronic dot blot assay on semiconductor microchips. Nat Biotechnol，1999，17（4）：365-370.

[16] 睢素利．关于遗传咨询及其相关伦理问题探讨．中国医学伦理学，2012，02：154-156.

[17] 钟筱华．中国优生学的伦理困惑和伦理准则．中医药管理杂志，2010，08：691-692.

[18] 郁凯明．遗传测试和遗传咨询．生命科学，2012，11：1277-1282.

[19] 胡素云，崔天盆．基因检测的伦理、社会学思考．江西医学检验，2005，04：351-352.

第三章　复杂疾病遗传咨询实践

第一节　复杂疾病遗传咨询举例

西安时代基因健康科技有限公司在近三年对复杂疾病进行遗传分析和咨询的过程中，积累了一定的经验，下面以其全基因组扫描基因检测与健康管理服务产品为例说明遗传咨询的内容。

一、全基因组扫描基因检测与健康管理服务产品介绍

"全基因组扫描基因检测与健康管理服务产品"涉及 50 种复杂疾病（表 3-1），涵盖个体 180 万个遗传标志物，主要基因检测技术是美国 Affymetrix 公司 SNP Array 6.0 基因芯片检测系统，美国 ABI 公司测序技术及美国 Sequenom 公司 MassARRAY 飞行质谱技术等。产品由具有国际水平的遗传学专家，根据公司自主开发的"中国人重大疾病遗传基因数据库"，采用基于美国 Navigenics 公司 CGR 值疾病风险评估模型并结合家族病史和患病情况自主创新的疾病风

表 3-1　50 种复杂疾病全基因组扫描基因检测与遗传分析产品

检测类别	检测项目（50 种复杂疾病）
循环系统	高血压病、冠心病、心肌梗死、房颤、动脉粥样硬化、高脂血症、颅内动脉瘤、心源性猝死、肥厚型心肌病（9 种）
神经与精神系统	阿尔茨海默病、出血性脑卒中、缺血性脑卒中、帕金森病、精神分裂症、抑郁症（6 种）
内分泌系统	2 型糖尿病、毒性弥漫性甲状腺肿（2 种）
骨、结缔组织与免疫系统	系统性红斑狼疮、类风湿性关节炎、痛风、骨质疏松、骨关节炎（5 种）
五官科系统	高度近视、青光眼、老年黄斑变性、遗传性耳聋（4 种）
皮肤病	银屑病（1 种）
肿瘤	肺癌、肝癌、鼻咽癌、喉癌、食管癌、胃癌、结直肠癌、胰腺癌、肾癌、甲状腺癌、膀胱癌、乳腺癌、卵巢癌（女）、宫颈癌（女）、子宫内膜癌（女）、前列腺癌（男）、皮肤癌、急性淋巴细胞白血病、慢性粒细胞白血病、多发性骨髓瘤（20 种）
呼吸系统	哮喘（1 种）
消化系统	克罗恩病、胆结石（2 种）

险评估模型，对肿瘤及心脑血管系统、神经系统、呼吸系统、内分泌系统等的50种重大疾病进行全面、科学、系统地遗传风险评估，从遗传基因角度准确预警影响个体生命自然状态（生命终结）和生活质量的5种左右高风险疾病。同时针对上述高风险疾病进行深度遗传分析，在此基础上结合个体的生活习惯、环境评估及医疗机构的全面体检结论，最终形成个体健康状况综合评估报告，并从遗传角度提出未来健康干预的重点方向。

二、"全基因组扫描基因检测与健康管理服务产品"遗传咨询相关内容及话术

为了提高遗传咨询的效率和质量，特规范了咨询的内容和流程及相关话术。下面将详细加以介绍。

全基因组扫描基因检测与健康管理服务产品的遗传咨询时间为 30～40min，主要采用面对面咨询方式，避免不相关人员参与，以放幻灯投影方式为主。主要内容及相关话术如下。

（一）基因组与疾病相关知识及产品介绍

1. 基因组与疾病相关知识介绍

1）现代科学研究显示几乎所有疾病都是先天缺陷基因（内因）及不良生活环境和生活习惯等因素（外因）共同作用的结果，对于复杂疾病高风险内因只决定您拥有患某种疾病的易感体质，光有内因存在还不能患病，必须在不良生活环境和生活习惯等因素长期作用下才可导致疾病的发生（图3-1）。

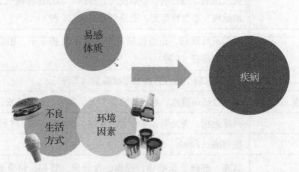

图 3-1　疾病发生、发展机制示意图

换句话说，只要我们早期准确地找出您的缺陷基因并改变您的不良生活习惯和生活环境完全可以达到预防疾病的目的，使疾病不发生或晚发生（图3-2）。

2）研究显示：影响人们生命质量与使生命终结的疾病主要是心脑血管疾病及肿瘤等重大常见疾病，有5种左右，不同个体可能罹患的病种不同。这些疾病

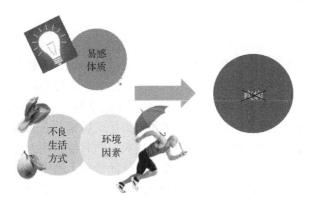

图 3-2　疾病预防示意图

由多个缺陷基因及多种不良环境因素共同作用产生，不同个体间缺陷基因不同，不良环境因素的种类及作用的强度不同。因此，健康管理师给出的针对疾病预防的个性化健康管理建议也不同。

3）不知您是否知道个体间的基因差异有多大？人类基因组计划的成果告诉我们，个体间的基因差异并不大，只有约 0.1％的差异。最常见的变异形式是单核苷酸多态性，通俗地说就是单位点基因变异，平均每 500～1000bp 中就有 1 个，其总数可达 300 万个。正是这 0.1％的差异，造就了个体间的巨大差异，反映在疾病方面就是疾病易感性的差异（图 3-3）。

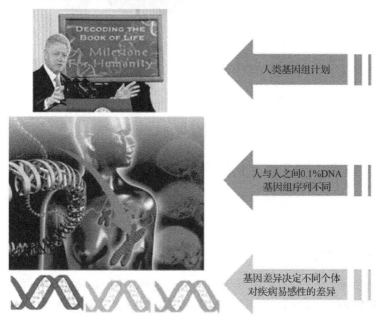

图 3-3　人类基因组计划揭示个体间疾病易感性差异示意图

2. 产品介绍

我们为您提供的产品，集成了国内外基因组功能研究最新技术成果。我们运用同步国际最先进的基因组检测技术，对 300 万个左右的差异序列中最主要且最具代表性的 180 万左右变异序列进行检测，在此基础上，依据公司自主开发的"中国人重大疾病遗传基因数据库"，帮您找出您疾病相关的缺陷基因，并从遗传角度确定影响您健康的 5 种左右常见重大疾病，同时帮您找出您疾病相关的不良环境因素和生活习惯，最终在内外因综合评估的基础上给出针对您的个性化健康管理建议。让您早预知风险，早预防疾病，减少医疗开支，提高生命质量（图 3-4）。

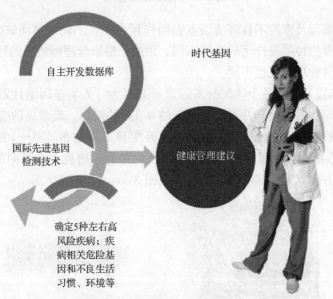

图 3-4　时代基因产品简介示意图

（二）基因检测及遗传分析结果判读

下面，以一个实例介绍一下如何进行基因检测和遗传分析结果判读及相关内容和话术。

1. 基因位点的选择

从您的 180 万个位点扫描结果中，我们选择了同 50 种疾病相关的基因位点进行了遗传分析，共涉及了 246 个基因的 375 个位点（图 3-5）。

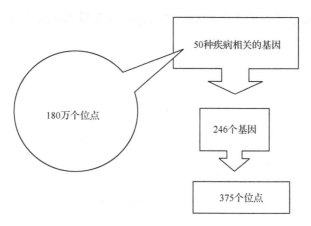

图 3-5　遗传分析流程图

2. 高风险疾病

如表 3-2 所示，您的 5 种高风险疾病为冠心病、心肌梗死、高血压病、2 型糖尿病和胆结石。下面针对每一种高风险疾病进行深入遗传分析解读。

表 3-2　高风险疾病相关信息

疾病	发病风险	疾病风险基因
冠心病	个体：13.57%，群体：6.51%	*eNOS*、*PON-1*、*ApoE* 等
心肌梗死	个体：9.63%，群体：4.43%	*9p21.3*、*ACE*、*AGT* 等
高血压病	个体：34.58%，群体：28.0%	*AGT*、*RGS2*
2 型糖尿病	个体：11.15%，群体：9.70%	*CDKAL1*、*TCF2*、*SRR* 等
胆结石	个体：13.47%，群体：7.00%	*ABCG8*、*APEX1*、*RXR-β*

（1）冠心病

1）冠心病定义及遗传度

定义：给心脏供应血、氧气和营养素的血管主要是冠状动脉。当这些动脉受到损伤或出现病变（通常都是由于脂肪沉积，也被称为斑块），冠状动脉狭窄、心肌供血不足引起的心肌机能障碍和（或）器质性病变就称冠心病。

遗传度：冠心病的发生受到遗传因素的作用率为 50%，其他影响因素为环境和生活习惯等因素（图 3-6）。

2）基因检测位点分析

根据现有的文献资料，我们选择了如表 3-3 所示的 8 个基因（*eNOS*、*PAI-1*、*LOC729983*、*PON-1*、*ACE*、*DDAH*、*c6orf105*、*ApoE*）上共 9 个位点来综合评估您患冠心病的风险程度。红色图示表明您在该基因位点的风险指数高于正常人群。蓝色图示表明您在该基因位点的风险指数低于或者等于正常人群。

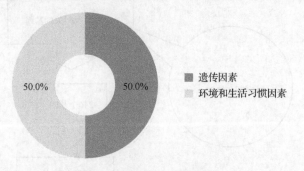

图 3-6　冠心病的发病因素

表 3-3　冠心病相关基因风险评估表

位点	基因	基因型	单位点风险指数(SGR)
Marker 1	*eNOS*	CT	1.37
Marker 2	*PAI-1*	GG	0.73
Marker 3	*LOC729983*	GG	1.24
Marker 4	*PON-1*	GG	1.57
Marker 5	*ACE*	II	0.74
Marker 6	*DDAH*	DD	0.90
Marker 7	*c60rf105*	GG	0.96
Marker 8	*ApoE*	TT	1.32
Marker 9	*ApoE*	CC	1.29

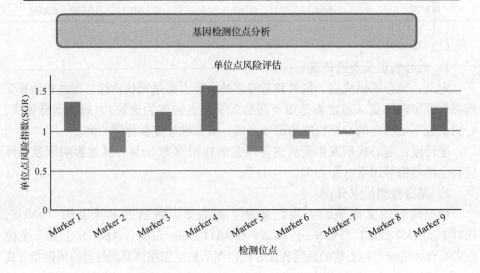

检测结果显示：*eNOS*、*LOC729983*、*PON-1*、*ApoE* 基因上相关位点对应风险值高于一般人群，因此，这些基因是您的风险基因，我们给出如下基因提示及健康管理建议（表3-4）。

表 3-4　风险基因重点提示及相关建议

危险等位基因	重点提示	其他相关危险因素
eNOS	突变基因可能会影响蛋白质合成数量，从而影响心脑血管疾病的发生，使冠心病的易感性增高，该关联性在糖尿病和肥胖症患者人群中尤为显著。建议您关注糖尿病相关危险因素并减肥，降低发病风险	超出个体适应能力的精神应激、高血压病、高脂血症、脂质代谢紊乱、久坐、吸烟等因素
LOC729983	突变基因与冠心病的易感性相关。建议您关注该疾病相关危险因素，降低发病风险	
PON-1	突变基因可能使蛋白质受到氧化修饰，造成脂质过氧化产物的聚集，从而增加冠心病发病风险，该关联性在高胆固醇血症人群中尤为显著。建议您避免摄入高胆固醇食物，降低发病风险	
ApoE	突变基因可能会破坏脂质蛋白质的稳定性，影响脂质在细胞内的代谢和分布，从而导致冠心病的发病风险增高，该关联性在老年人群、饮酒和饱和脂肪酸摄入较高人群中尤为显著。建议您适量饮酒，控制脂肪酸的摄入量	

3）发病风险分析

依据您基因检测位点分析结果和数据库中已有数据，我们绘制了您冠心病的综合发病风险等级图和群体、个体发病风险图（图3-7）。您患冠心病的风险是普通人的 2.09 倍。在综合发病风险分布图上您属于高风险。

普通人的发病风险是 6.51%，您的发病风险是 13.57%，这意味着在每千位和您具有相同基因型的汉族人当中，有 136 人在其一生中可能会患冠心病。

（2）心肌梗死

1）心肌梗死定义及遗传度

定义：心肌梗死是指心肌的缺血性坏死，为在冠状动脉病变的基础上，冠状动脉的血流急剧减少或中断，使相应的心肌出现严重而持久的急性缺血，最终导致心肌的缺血性坏死。

遗传度：心肌梗死的发生受到遗传因素的作用率为 50%，其他影响因素为环境和生活习惯因素（图3-8）。

2）基因检测位点分析

根据现有的文献资料，我们选择了如表 3-5 所示的 9 个基因（*9p21.3*、*ACE*、*AGT*、*CXCL12*、*FGB*、*IL-18*、*MTAP*、*PLAU*、*MMP3*）上共 9 个位点来综合评估您患心肌梗死的风险程度。红色图示表明您在该基因位点的风险指数高于正常人群。蓝色图示表明您在该基因位点的风险指数低于或者等于正常人群。

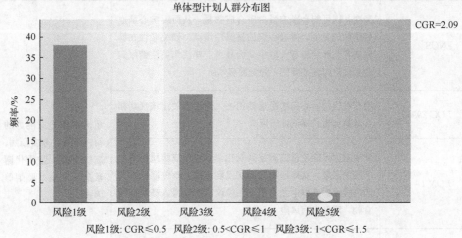

风险1级: CGR≤0.5　风险2级: 0.5<CGR≤1　风险3级: 1<CGR≤1.5
风险4级: 1.5<CGR≤2　风险5级: 2<CGR

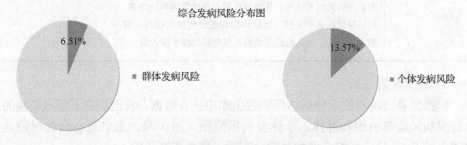

图 3-7　冠心病的发病风险分析

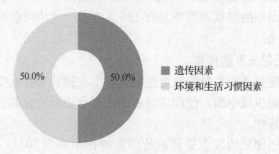

图 3-8　心肌梗死的发病因素

表 3-5 心肌梗死相关基因风险评估表

位点	基因	基因型	单位点风险指数(SGR)
Marker 1	*9p21.3*	CC	1.45
Marker 2	*ACE*	AA	1.01
Marker 3	*AGT*	CC	1.55
Marker 4	*CXCL12*	GG	1.19
Marker 5	*FGB*	GG	1.10
Marker 6	*IL-18*	GT	1.23
Marker 7	*MTAP*	GG	0.90
Marker 8	*PLAU*	CC	0.93
Marker 9	*MMP3*	CC	0.71

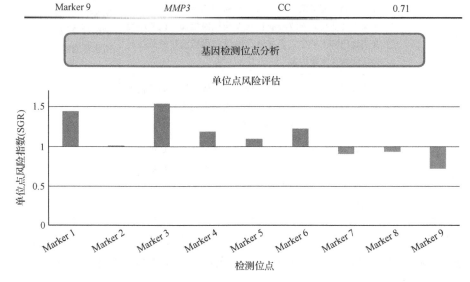

分析结果显示：*9p21.3*、*ACE*、*AGT*、*CXCL12*、*FGB*、*IL-18* 基因上相关位点对应风险值高于一般人群，因此，这些基因是您的风险基因，我们给出如下基因提示及健康管理建议（表 3-6）。

3）发病风险分析

依据您基因检测位点分析结果和数据库中已有数据，我们绘制了您心肌梗死综合发病风险等级图和群体、个体发病风险图（图 3-9）。您心肌梗死的综合发病风险为普通人的 2.17 倍。在综合发病风险分布图上您属于高风险族群。

表 3-6　风险基因重点提示及相关建议

危险等位基因	重点提示	其他相关危险因素
9p21.3	突变基因与心肌梗死发病风险的增高相关，建议您关注该疾病相关危险因素，降低发病风险	
ACE	突变基因产物可能造成内皮功能失调，从而导致心肌梗死发病风险增高，该关联性在吸烟人群中尤为显著。建议您远离吸烟环境，最终降低您的发病风险	
AGT	突变基因可能引发氨基酸的变异，该变异与高加索人种和亚洲人的原发性高血压、先兆子痫、冠状动脉粥样硬化的发生有关，并增加了冠心病和心肌梗死发病风险。建议您关注这些疾病相关危险因素，降低发病风险	机体应激反应性增强、饱餐特别是过多进食脂肪、重体力劳动、情绪过分激动、休克、脱水等因素
CXCL12	突变基因可能降低了吸引白细胞移动的能力，并影响了相关生理活动，导致心肌梗死发病风险增高，该关联性在高血压病人群中尤为显著。建议您积极治疗并关注高血压病相关危险因素	
FGB	突变基因可能影响血浆水平的改变，从而导致心肌梗死发病风险增高，该关联性在吸烟人群中尤为显著。建议您远离吸烟环境，降低发病风险	
IL-18	突变基因可能造成动脉粥样硬化斑块不稳定，从而导致心肌梗死发病风险增高，该关联性在具有过敏病史的人群中尤为显著。建议您平时避免接触过敏因素，降低发病风险	

普通人的发病风险是 4.43%，您的发病风险是 9.63%，这意味着在每千位和您具有相同基因型的汉族人当中，有 96 人在其一生中可能会患心肌梗死。

（3）高血压病

1）高血压病定义及遗传度

定义：高血压病又称原发性高血压（占高血压人群的 95% 左右），是以动脉压升高尤其是舒张压持续升高为特点的全身性、慢性血管疾病。在未使用降压药物的情况下，非同日 3 次测量血压，收缩压≥140mmHg 和（或）舒张压≥90mmHg 即可诊断为高血压病。本病病因尚不十分清楚，目前认为是由遗传和环境因素综合造成的。长期精神紧张、有高血压病家族史、肥胖、饮食中含盐量高和大量吸烟者发病率高。临床上以头晕头痛、耳鸣健忘、失眠多梦、血压升高等为基本特征。晚期患者常伴有心脑肾等器质性损害。

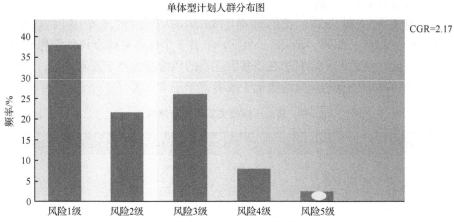

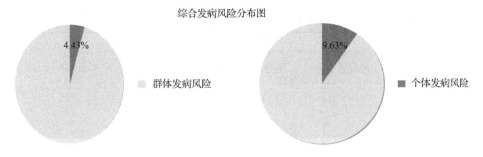

图 3-9 心肌梗死的发病风险分析

遗传度：高血压病的发生受到遗传因素的作用率为 62.0%，其他影响因素为环境和生活习惯因素（图 3-10）。

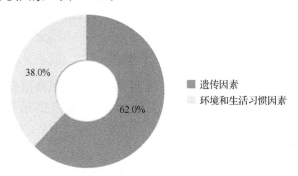

图 3-10 高血压病的发病因素

2）基因检测位点分析

根据现有的文献资料，我们选择了如表 3-7 所示的 6 个基因（*eNOS*、*NEDD4L*、*KLK1*、*AGT*、*RGS2*、*ACE*）上共 6 个位点来综合评估您患高血压病的风险程度。红色图示表明您在该基因位点的风险指数高于正常人群。蓝色图示表明您在该基因位点的风险指数低于或者等于正常人群。

表 3-7　高血压病相关基因风险评估表

位点	基因	基因型	单位点风险指数(SGR)
Marker 1	*eNOS*	GG	1.00
Marker 2	*NEDD4L*	GG	0.87
Marker 3	*KLK1*	GG	0.98
Marker 4	*AGT*	CC	1.21
Marker 5	*RGS2*	ID	1.06
Marker 6	*ACE*	II	0.88

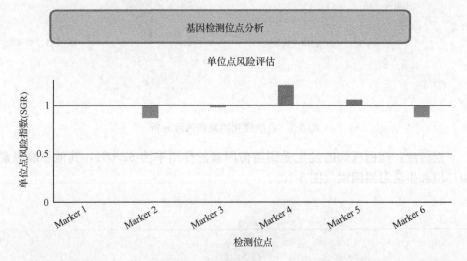

分析结果显示：*AGT*、*RGS2* 基因上相关位点对应风险值高于一般人群，因此，这些基因是您的风险基因，我们给出如下基因提示及健康管理建议（表 3-8）。

3）发病风险分析

依据您基因检测位点分析结果和数据库中已有数据，我们绘制了您高血压病综合发病风险等级图和群体、个体发病风险图（图 3-11）。您高血压病的综合发病风险为普通人的 1.24 倍。在综合发病风险分布图上您属于高风险。

表3-8　风险基因重点提示及相关建议

危险等位基因	重点提示	其他相关危险因素
AGT	突变基因可能通过引起血浆中 *AGT* 水平轻度增加，导致血管紧张素Ⅰ和血管紧张素Ⅱ增加，最终引起血压升高，该关联性在摄入食盐较多和压力较大的人群中尤为显著。建议您在日常饮食中控制食盐的摄入，并且注意调节压力，降低发病风险	不能承受的精神应激、饮食（特别是高盐饮食）、过量饮酒、吸烟等因素
RGS2	突变基因可能导致血管活性物质在体内的累加，从而导致血压上升，该关联性在精神焦虑及压力较大人群中尤为显著。您应当保持心态平和，避免焦躁情绪的产生	

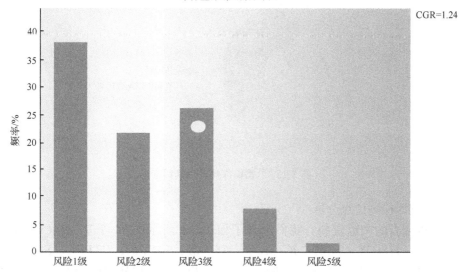

风险1级: CGR≤0.5　　风险2级: 0.5<CGR≤1　　风险3级: 1<CGR≤1.5
风险4级: 1.5<CGR≤2　　风险5级: 2<CGR

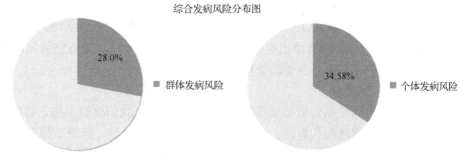

图 3-11　高血压病的发病风险分析

普通人的发病风险是 28%，您的发病风险是 34.58%，这意味着在每千位和您具有相同基因型的汉族人当中，有 346 人在其一生中可能会患高血压病。

（4）2 型糖尿病

1）2 型糖尿病定义及遗传度

定义：2 型糖尿病是一种慢性疾病，也曾作为成人发病或非胰岛素依赖型糖尿病的别称，它可影响人体内糖（葡萄糖）的代谢，而这些糖类又是人体内主要的能量来源。2 型糖尿病虽然可以早期预防，但目前发病率却在不断攀升，其主要原因是肥胖者越来越多。

遗传度：2 型糖尿病的发生受到遗传因素的作用率为 35%，其他影响因素为环境和生活习惯等因素（图 3-12）。

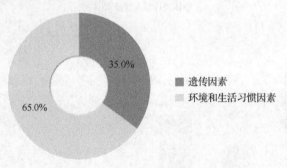

图 3-12　2 型糖尿病的发病因素

2）基因检测位点分析

根据现有的文献资料，我们选择了如表 3-9 所示的 11 个基因（*CDKAL1*、*CDKN2A*、*HHEX*、*TCF2*、*IGF2BP2*、*KCNQ1*、*PPARG*、*PTPRD*、*SLC30A8*、*SRR*、*TCF7L2*）上共 13 个位点来综合评估您患 2 型糖尿病的风险程度。红色图示表明您在该基因位点的风险指数高于正常人群。蓝色图示表明您在该基因位点的风险指数低于或者等于正常人群。

检测结果显示：*CDKAL1*、*TCF2*、*IGF2BP2*、*KCNQ1*、*PPARG*、*SLC30A8*、*SRR* 基因上相关位点对应风险值高于一般人群，因此，这些基因是您的风险基因，我们给出如下基因提示及健康管理建议（表 3-10）。

3）发病风险分析

依据您基因检测位点分析结果和数据库中已有数据，我们绘制了您 2 型糖尿病的综合发病风险等级图和群体、个体发病风险图（图 3-13）。您患 2 型糖尿病的风险是普通人的 1.15 倍。在综合发病风险分布图上您属于高风险。

表 3-9 2 型糖尿病相关基因风险评估表

位点	基因	基因型	单位点风险指数(SGR)
Marker 1	*CDKAL1*	CA	1.02
Marker 2	*CDKAL1*	CT	0.96
Marker 3	*CDKN2A*	CT	0.94
Marker 4	*HHEX*	AA	0.92
Marker 5	*TCF2*	AG	1.06
Marker 6	*IGF2BP2*	GT	1.15
Marker 7	*KCNQ1*	CC	1.23
Marker 8	*PPARG*	CC	1.02
Marker 9	*PTPRD*	CC	0.91
Marker 10	*SLC30A8*	CC	1.10
Marker 11	*SRR*	GG	1.12
Marker 12	*TCF7L2*	TT	0.81
Marker 13	*TCF7L2*	CC	0.97

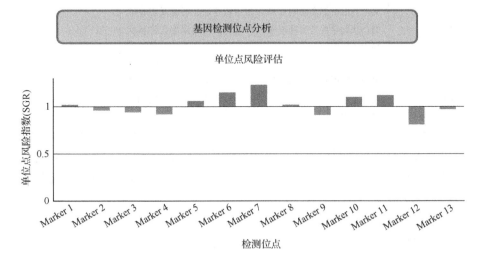

表 3-10　风险基因重点提示及相关建议

危险等位基因	重点提示	其他相关危险因素
CDKAL1	突变基因会通过影响胰岛素基因表达及胰岛素的分泌导致胰岛细胞功能障碍，从而导致 2 型糖尿病风险的增高。建议您关注该疾病相关危险因素，降低发病风险	
TCF2	突变基因可能会通过降低胰岛 β 细胞功能，减少胰岛素的分泌，从而导致 2 型糖尿病风险的增高，该关联性在肥胖人群中尤为显著。建议您在平时应当特别注意控制体重增加	
IGF2BP2	突变基因可能会影响细胞的增殖、分化和刺激胰岛素的分泌能力，从而导致 2 型糖尿病风险的增高，该关联性在长期吸烟人群尤为显著。建议您避免处在吸烟环境	
KCNQ1	基因上存在变异位点，突变基因编码产物与 2 型糖尿病的发病风险增高相关。建议您关注该疾病相关危险因素	不合理饮食、过量饮酒、激素异常等因素
PPARG	突变基因会导致活性氧增多，从而导致 2 型糖尿病风险的增高，该关联性在吸烟人群中尤为显著。建议您避免处在吸烟环境中	
SLC30A8	突变基因可能会影响胰岛素的生物合成、活化及储存能力，从而导致 2 型糖尿病风险的增高。建议您关注该疾病相关危险因素	
SRR	突变基因可能会影响胰岛素与胰升糖素的分泌能力，从而导致 2 型糖尿病风险的增高。建议您关注该疾病相关危险因素	

普通人的发病风险是 9.7%，您的发病风险是 11.15%，这意味着在每千位和您具有相同基因型的汉族人当中，有 112 人在其一生中可能会患 2 型糖尿病。

（5）胆结石

1）胆结石定义及遗传度

定义：胆结石是由消化道液沉积后在胆囊里形成的硬化物引起剧烈的腹痛、黄疸、发烧等症状的疾病。

遗传度：胆结石的发生受到遗传因素的作用率为 21.8%，其他影响因素为环境和生活习惯等因素（图 3-14）。

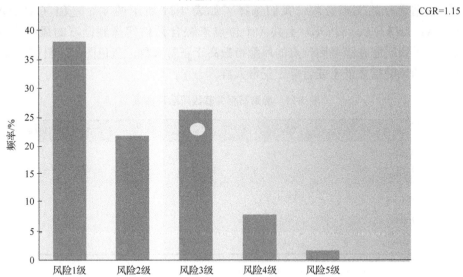

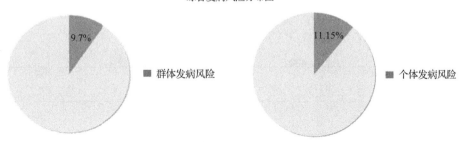

图 3-13　2 型糖尿病的发病风险分析

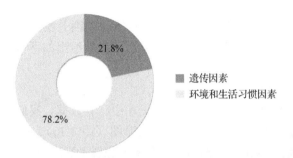

图 3-14　胆结石的发病因素

2）基因检测位点分析

根据现有的文献资料，我们选择了如表 3-11 所示的 4 个基因（*ABCG8*、*APEX1*、*RXR-β*、*APOE*）上共 5 个位点来综合评估您患胆结石的风险程度。红色图示表明您在该基因位点的风险指数高于正常人群。蓝色图示表明您在该基因位点的风险指数低于或者等于正常人群。

表 3-11　胆结石相关基因风险评估表

位点	基因	基因型	单位点风险指数(SGR)
Marker 1	*ABCG8*	AC	1.79
Marker 2	*APEX1*	TT	1.12
Marker 3	*RXR-β*	CT	0.94
Marker 4	*RXR-β*	TG	1.19
Marker 5	*APOE*	CC	0.86

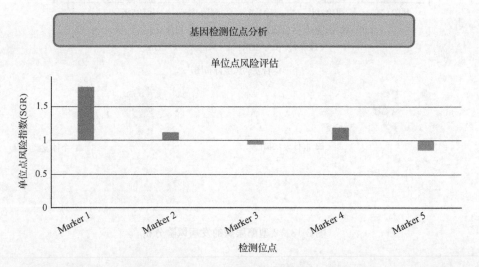

检测结果显示：*ABCG8*、*APEX1*、*RXR-β* 基因上相关位点对应风险值高于一般人群，因此，这些基因是您的风险基因，我们给出如下基因提示及健康管理建议（表 3-12）。

3）发病风险分析

依据您基因检测位点分析结果和数据库中已有数据，我们绘制了您胆结石的综合发病风险等级图和群体、个体发病风险图（图 3-15）。您患胆结石的风险是普通人的 1.92 倍。在综合发病风险分布图上您属于高风险。

表 3-12　风险基因重点提示及相关建议

危险等位基因	重点提示	其他相关危险因素
ABCG8	突变基因产物可能通过运输过量胆固醇而导致胆结石，增加胆结石发病风险，该关联性在高固醇中尤为显著。您应当定时体检控制体内固醇含量	高脂饮食、既往胃切除史、饮茶、高钠饮食和饮酒等因素
APEX1	突变基因可能影响 DNA 修复酶正常功能，引起核苷酸替换和片段修复机制异常，增加胆结石发病风险，该关联性在慢性炎症疾病人群尤为显著。您应当关注慢性炎症疾病，避免并发症的发生	
RXR-β	突变基因可能影响胰岛素敏感性，高胰岛素水平激活低密度脂蛋白受体，加强低密度胆固醇从血液运输到肝，增加胆结石发病风险，该关联性在肥胖、糖尿病人群中尤为显著。您应当关注与糖尿病相关危险因素、减肥，避免并发症的发生	

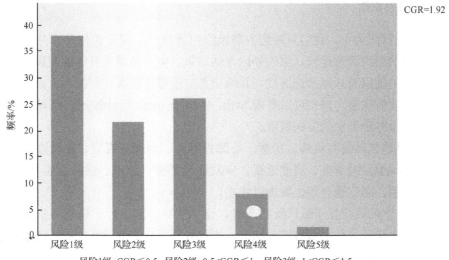

风险1级: CGR≤0.5　风险2级: 0.5<CGR≤1　风险3级: 1<CGR≤1.5
风险4级: 1.5<CGR≤2　风险5级: 2<CGR

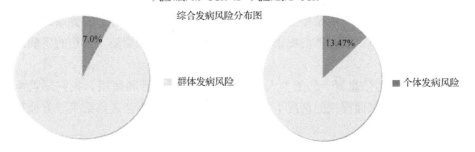

图 3-15　胆结石的发病风险分析

普通人的发病风险是 7.0%，您的发病风险是 13.47%，这意味着在每千位和您具有相同基因型的汉族人当中，有 135 人在其一生中可能会患胆结石。

3. 其他咨询内容

1）因您已患有高血压病及 2 型糖尿病，所以，您的一级亲属包括您的子女及兄弟姐妹等患此两种病的遗传概率要高于一般人群的概率，建议他们尽早进行基因检测及遗传分析，最大效果地防治这些疾病。

2）您的高血压病及 2 型糖尿病相关临床指标较高，通过饮食及药物控制效果不理想，并且您的一级亲属中有（父母亲、子女及兄弟姐妹）多人患有这两种疾病，这意味着您及您的亲属可能携带更多的致病基因，一旦患上这两种疾病，疾病复发率较高，如不加以有效控制则疾病转归较差，因此，建议您要引起高度重视，密切配合您的健康管理师，做好疾病的防控工作。

4. 特别声明

1）到目前为止，我们只对您的高风险疾病进行了深度遗传分析并给出了基因导向下的健康管理建议，您的外因评估结果、体检结果及具体的健康管理方法将由我们的健康管理师给您解读，并希望您与他保持联系，积极采取措施，最终降低您的发病风险；您也可以登录 http：//www. agenthealth. com 网站，积极采取措施，最终降低您的发病风险。

2）其他风险偏高疾病，房颤、心源性猝死、精神分裂症、帕金森病、骨质疏松、类风湿性关节炎、高度近视、多发性骨髓瘤、肺癌、前列腺癌（男）、肾癌、食管癌、结直肠癌等也要加以注意。

3）当您的风险处于低风险状态时，也不意味着您以后不患该种疾病，疾病同时也与生活环境和生活方式等相关，当您处于不良的生活环境中，你也存在患该种疾病的可能性。

4）本报告会揭示您对某些疾病存在潜在发病风险，但这不是一种医学诊断，您不要有思想压力。我们希望您在得到这些信息后，及时通过您的健康助理与您的健康管理师联系，通过他们提供的预防和健康管理干预措施，使您的发病风险降至最低。

5）遗传基因信息属于您的个人隐私，请您妥善保管和使用，我们郑重承诺在未得到您本人书面授权的情况下，您的基因检测结果不会透露给第三方或被用于其他用途。

第二节　常见复杂疾病遗传咨询主要内容举例

西安时代基因健康科技有限公司几年来建立了 50 余种复杂疾病的疾病概述及相关遗传度数据库、中国人群特有复杂疾病相关遗传数据库和基因-环境数据库，并设计了疾病风险内外因综合评估表，这些奠定了复杂疾病遗传分析及咨询的基础，也构成了复杂疾病遗传咨询的主要内容，即疾病风险评估及基因组导向下的健康管理。疾病概述和遗传度重点说明疾病的概念、危害性及遗传因素在疾病发生过程中所起的作用，以突显遗传分析及咨询的重要性；疾病风险内外因综合评估表简明、清晰地呈现遗传风险评估结果、疾病及相关风险因素是否存在等情况，为遗传高风险疾病的基因组导向下健康管理指明方向；基因-环境数据阐明了缺陷基因参与疾病发生、发展的可能发病机制并给出个性化、具体的基因组导向下健康管理建议。下面围绕高血压病等 10 种常见复杂疾病就疾病相关概述及遗传度、风险基因-环境数据及疾病风险内外因综合评估表等的建设内容做一详细介绍。

一、高血压病

（一）高血压病概述及其遗传度

高血压病概述参见第 60 页。高血压病是最常见的慢性病之一，也是心脑血管疾病最主要的危险因素，脑卒中、左心室肥厚及肾病是其主要并发症。中国成人高血压病患病率为 18.8%，约有 2 亿高血压病患者，高血压病的遗传度为62%～82%。

（二）高血压病风险基因及基因组导向下健康管理建议

NEDD4L

NEDD4L（neural precursor cell expressed, developmentally down-regulated 4-like，神经前体细胞表达发育性下调样蛋白 4）基因位于 18 号染色体长臂2 区 1 号带，全长 357kb，包含 31 个外显子，编码 975 个氨基酸。

NEDD4L 基因编码的神经前体细胞表达发育性下调 4 样蛋白是上皮钠通道通路（ENaC-NEDD4L-SGK1）的关键调控点，主要通过影响细胞表面钠通道蛋白的表达调节 Na^+ 的转运，对血浆容量和血压进行调控。

突变基因通过增强上皮细胞钠通道的活性来增强对 Na^+ 的吸收，导致血压上升，促进高血压病的发生、发展。

研究证实，*NEDD4L* 基因上 A 等位基因与高血压病发病风险的增高相关，同时该变异位点也与肥胖的发生风险增高相关，携带者应对相关方面提高警惕。

eNOS

eNOS（endothelial nitric oxide synthase，内皮型一氧化氮合成酶）基因位于 7 号染色体长臂 3 区 6 号带，全长 235kb，包含 27 个外显子，编码 1203 个氨基酸。

eNOS 主要存在于血管内皮细胞，其催化 L-精氨酸生成内源性的舒展血管的活性物质———一氧化氮（NO）。NO 可抑制血管内皮表面血小板和白细胞的黏附与聚集，防止低密度脂蛋白氧化，抑制血管平滑肌细胞增生。

突变基因可降低编码的 eNOS 蛋白的活性，使 NO 生成减少，导致血管内皮受损、血小板聚集、血管舒缩障碍，最终导致血压升高。

研究证实，*eNOS* 基因上 T 等位基因与高血压病发病风险的增高相关，同时该变异位点也与急性冠脉综合征、代谢综合征、糖尿病、糖尿病人群并发肾病及左心室肥厚的风险增高相关，携带者应对相关方面提高警惕。

研究表明，Ca^{2+}、二十碳五烯酸（EPA）、槲皮素、精氨酸、葡萄皮提取物、高密度脂蛋白和适量的锻炼可以增强 *eNOS* 的表达，促进 NO 的生成，降低高血压病的发病风险。而吸烟影响 *eNOS* 的氧化，降低 NO 的生物活性，促进高血压病的发生。因此建议您在健康管理师的指导下适量补充上述营养素或富含该物质的食物，并注意适当锻炼和戒烟。

RGS2

RGS2（regulator of G-protein signaling 2，G 蛋白信号转导调节蛋白 2）基因位于 1 号染色体长臂 3 区 1 号带，全长 3239bp，包含 5 个外显子，编码 224 个氨基酸。

RGS2 是许多 G 蛋白介导的血管活性因子的负调控因子，参与调控血管的收缩与舒张。

突变基因可降低蛋白质的活性，导致阻力血管持续收缩，进而导致高血压病的发生。

研究证实，*RGS2* 基因上的 D 等位基因与高血压病发病风险的增高相关，该关联性在精神焦虑及压力较大人群中尤为显著，因此建议您在日常生活中应该注意控制自己的压力。

KLK1

KLK1（human tissue kallikrein 1，人组织激肽释放酶 1）基因位于 19 号染色体长臂 1 区 3 号带，全长 4604bp，包含 5 个外显子，编码 263 个氨基酸。

KLK1 基因编码的组织激肽释放酶 1 可以促进激肽的释放，参与血压调节、水钠代谢并对心血管起保护作用。

突变基因可改变酶的功能，影响激肽的释放，从而导致高血压病的发生、发展。

研究证实，*KLK1* 基因上 A 等位基因与高血压病发病风险的增高相关，同时该变异位点也与脑出血发病风险的增高相关，携带者应对相关方面提高警惕。

该关联性在食盐摄入量较高的人群中尤为显著，因此建议您在日常生活中应控制食盐的摄入量。

AGT

AGT（angiotensinogen，血管紧张素原）基因位于 1 号染色体长臂 4 区 2 号带，全长 12kb，包含 5 个外显子，编码 486 个氨基酸。

AGT 蛋白是肾素作用的底物，在血液循环中被肾素水解生成无活性的血管紧张素 I（Ang I），Ang I 在血管紧张素转化酶（ACE）作用下生成血管紧张素 II（Ang II）。Ang II 可以刺激血管收缩引起血压升高，促进醛固酮分泌，引起 Na^+ 潴留。

突变基因可引起 *AGT* 表达水平增加，导致 Ang I 和 Ang II 水平增高，最终引起血压升高。

研究证实，*AGT* 基因上多个等位基因与高血压病发病风险的增高相关，同时这些变异位点也与获得性房颤、非酒精性脂肪肝炎、高山病及高血压肾病发病风险的增高相关，携带者应对相关方面提高警惕。

该关联性在高盐饮食、焦虑及长期暴露于职业噪声下的人群中尤为显著。

ADRB2

ADRB2（adrenoceptor beta 2，肾上腺素受体 β2）基因位于 5 号染色体长臂 3 区 1 号带，全长 2042bp，包含 1 个外显子，编码 412 个氨基酸。

ADRB2 是 G 蛋白偶联受体超家族成员，主要存在于外周小动脉等平滑肌中，通过介导血管舒张参与血压调节。

突变基因可导致细胞膜表面受体数目减少，血管舒张性减弱，最终引起高血压病的发生、发展。

研究证实，*ADRB2* 基因上的 G 等位基因与高血压病发病风险的增高相关。该关联性在吸烟人群中尤为显著，因此建议您戒烟。

ADD1

ADD1（adducin 1 alpha，α-内收蛋白）基因位于 4 号染色体短臂 1 区 6 号带，全长 86kb，包含 17 个外显子，编码 737 个氨基酸。

ADD1 基因编码的 α-内收蛋白是一种细胞骨架蛋白，存在于肾小管上皮细胞等多种细胞中，通过与膜蛋白相互作用参与肾小管上皮细胞对 Na^+ 的转运调节。

突变基因可增加 Na^+/K^+ 泵活性，提高肾小管对钠的重吸收，导致血钠浓度升高，收缩压升高，进而导致高血压病的发生、发展。

研究证实，*ADD1* 基因上的 T 等位基因与高血压病发病风险的增高相关，同时该变异位点也与 IgA 肾病和脑出血发病风险的增高相关，携带者应对相关方面提高警惕。

该关联性在吸烟及新鲜蔬菜、水果的摄入不足的人群中尤为显著，因此建议您在日常生活中应保证每日新鲜水果和蔬菜的摄入量并注意戒烟。

Renalase

Renalase（renalase，肾胺酶）基因位于 10 号染色体长臂 2 区 3 号带，全长 309kb，包含 9 个外显子，编码 342 个氨基酸。

Renalase 基因编码的肾胺酶是一种黄素腺嘌呤二核苷酸（flavin adenine dinucleotide，FAD）依赖的胺氧化酶，由肾脏分泌，通过降解循环中的儿茶酚胺，调节血压和心脏功能。

突变基因通过影响基因表达，从而影响循环中儿茶酚胺的含量，参与高血压病的发生、发展。

研究证实，*Renalase* 基因上的 G 等位基因与高血压病发病风险的增高相关。

AGTR1

AGTR1（angiotensinⅡ receptor type 1，血管紧张素Ⅱ受体 1 型）基因位于 3 号染色体长臂 2 区 4 号带，全长 45kb，包含 5 个外显子，编码 359 个氨基酸。

AGTR1 是 G 蛋白偶联受体，介导收缩血管活性物质——血管紧张素Ⅱ（Ang Ⅱ）的生物学效应，参与血压的调节。

突变基因使 Ang Ⅱ介导的收血管的生物学效应增加，导致高血压病的发生、发展。

研究证实，*AGTR1* 基因上的 C 等位基因与高血压病的发病风险增高相关，同时该变异位点也与代谢综合征发病风险增高相关，携带者应对相关方面提高警惕。

17q21（保护性位点）

该变异位点位于 17 号染色体长臂 2 区 1 号带，全基因组关联研究（GWAS）证实，该位点的 A 等位基因与高血压病发病风险的增高相关。

KLKB1

KLKB1（human plasma kallikrein，人血浆激肽释放酶）基因位于 4 号染色体长臂 3 区 5 号带，全长约 30kb，包含 15 个外显子，编码 638 个氨基酸。

KLKB1 基因编码的血浆激肽释放酶可以作用于高分子质量的激肽原产生缓激肽并使肾素原转变为肾素。缓激肽是重要的舒张血管活性因子，而肾素可以使

血管紧张素原转化为血管紧张素，因此血浆激肽释放酶通过调节这些活性物质，对血压的调节起到十分重要的作用。

突变基因通过降低血浆激肽释放酶活性引起激肽原转换为激肽的数量减少，对血压调节作用减弱。

研究证实，*KLKB1* 基因上的 A 等位基因与高血压病发病风险的增高相关。

研究表明，低钠、高钾饮食可增加缓激肽释放酶的合成和分泌，降低高血压病的发病风险，而氧桥氯甲桥萘（狄氏剂，一种有机氯杀虫剂）则使 *KLKB1* 基因表达下调，促进高血压病的发生，因此建议您在健康管理师的指导下适当食用富含钾的食物，注意低盐饮食并避免接触农用杀虫剂。

GRK4

GRK4 （G protein-coupled receptor kinase 4，G 蛋白偶联受体激酶 4）基因位于 4 号染色体短臂 1 区 6 号带，全长约 77kb，包含 16 个外显子，编码 578 个氨基酸。

GRK4 基因编码的 G 蛋白偶联受体激酶 4 可磷酸化激活状态的 G 蛋白偶联受体，使受体与 G 蛋白脱偶联失活，受体介导的信号转导效应也随之消失或降低。多巴胺正是通过与 G 蛋白偶联受体结合后启动细胞应答，行使对水、盐调节的生物学效应，参与血压调节。

突变基因可能使 G 蛋白偶联受体激酶活性增加，磷酸化增强，从而使多巴胺 D1 型受体与 G 蛋白酶复合体解偶联，进而影响多巴胺系统对肾脏水、盐代谢的调节，导致高血压病的发生、发展。

研究证实，*GRK4* 基因上的 C 等位基因与高血压病发病风险的增高相关，该关联性在高盐饮食人群中尤其显著，因此建议您在日常生活中应控制食盐的摄入量。

TH

TH （tyrosine hydroxylase，酪氨酸羟化酶）基因位于 11 号染色体短臂 1 区 5 号带，全长约 7880bp，包含 13 个外显子，编码 497 个氨基酸。

TH 基因编码的酪氨酸羟化酶是儿茶酚胺合成过程的限速酶，其活性的增强可促进儿茶酚胺的合成。儿茶酚胺中的去甲肾上腺素、肾上腺素的增高是高血压病的发病机制之一。

突变基因可改变 *TH* 基因的功能，影响儿茶酚胺的合成，进而参与高血压病的发生、发展。

研究证实，该基因上的 C 等位基因与高血压病发病风险的增高相关。

研究表明，双酚 A（BPA）能显著降低酪氨酸羟化酶的活性，使免疫反应受损。

ACE

ACE（angiotensin converting enzyme，血管紧张素转换酶）基因位于 17 号染色体长臂 2 区 3 号带，全长 21kb，包含 25 个外显子，共编码 1306 个氨基酸。

ACE 蛋白的主要作用是使血管紧张素Ⅰ（AngⅠ）转换成为醛固酮刺激肽血管紧张素Ⅱ（AngⅡ）。AngⅡ是一种强烈的缩血管物质，可灭活具有扩血管作用的缓激肽，在高血压病的发病过程中起主要作用。

突变基因可导致血液中 ACE 的水平升高，促进高血压病的发生、发展。

研究显示，*ACE* 基因上的 D 等位基因与高血压病发病风险的增高相关。同时，该突变位点也与心肌梗死、哮喘及糖尿病视网膜病、冠心病发病风险的增高相关，携带者应对相关方面提高警惕。

研究表明，番茄红素、茶多酚、大蒜提取液、黄白侧耳（一种菌类）的生物素 D-甘露醇、必需脂肪酸（亚麻酸、亚油酸、花生四烯酸）及其代谢产物均可以作为 ACE 的抑制剂，降低血清中 ACE 的浓度，降低高血压病的发病风险；而高盐饮食会增强 *ACE* 的表达及活性，促进高血压病的发生，因此建议您在健康管理师的指导下直接补充上述营养素或富含这些物质的食物，并注意控制食盐的摄入。

（三）高血压病风险综合评估

综合高血压病的发病因素，可以对其发病风险进行综合评估（表 3-13）。

表 3-13　高血压病风险综合评估

危险因素		本次结果
一般因素	家族病史	
	患病史	
遗传因素（内因）	高血压病	
生活方式与环境危险因素（外因）	高盐饮食	
	运动量小	
	超重	
	精神压力大	
	吸烟	
	饮酒过量	

二、糖尿病

(一) 糖尿病概述及其遗传度

糖尿病是一组以血糖水平增高为特征的代谢性疾病，是由胰岛素分泌和 (或) 作用缺陷所引起。中国糖尿病和代谢异常研究组调研显示，截止到 2010 年年底，中国成人糖尿病患病人数已超过 9200 万，同时还有大约 1.4 亿人血糖增高但尚未诊断为糖尿病。糖尿病患者发病三年以上，不经治疗和有效控制，将会引发各类并发症，严重影响眼、肾、神经、心脏、血管等组织和器官的结构与功能，最终导致这些组织、器官的功能衰竭。

糖尿病的发生有 35% 是由遗传因素决定的 (即遗传度为 35%)，其他影响因素为环境和生活习惯。

(二) 糖尿病风险基因及基因组导向下健康管理建议[1~6]

KCNQ1

KCNQ1 (potassium voltage-gated channel，KQT-like subfamily，member 1，钾电压阀门通道，KQT 样亚家族，成员 1) 基因位于 11 号染色体短臂 1 区 5 号带，全长 404kb，包含 16 个外显子，编码 676 个氨基酸。

KCNQ1 基因编码的蛋白质是电压门控钾通道的重要组成部分，在胰腺中高表达，形成慢激活的钾电流，在乙酰胆碱的作用下间接地调节细胞内钙离子浓度和降低钙激活的氯离子通道的电导性，从而调节胰腺分泌功能。

突变基因与胰岛 β 细胞功能受损相关，导致胰岛素分泌减少从而增加糖尿病的发病风险。

研究证实，*KCNQ1* 基因上 C 等位基因与糖尿病发病风险的增高相关，同时该变异位点也与甘油三酯水平升高相关，携带者应对相关方面提高警惕。

SRR

SRR (serine racemase，丝氨酸消旋酶) 基因位于 17 号染色体短臂 1 区 3 号带，全长 21kb，包含 8 个外显子，编码 341 个氨基酸。

SRR 基因编码的丝氨酸消旋酶可使 L-丝氨酸变为 D-丝氨酸，D-丝氨酸连同谷氨酸与 *N*-甲基-D-天冬氨酸受体 (NMDAR) 结合激活大脑兴奋神经传递。谷氨酸信号作用于胰腺，调节胰岛素与胰高血糖素的分泌。

突变基因影响胰岛素和胰高血糖素的正常分泌，引发糖尿病。

研究证实，*SRR* 基因上 G 等位基因与糖尿病发病风险的增高相关。

CDKN2A/B

CDKN2A/B (cyclin-dependent kinase inhibitor 2A/2B，周期蛋白依赖激酶

抑制因子 2A/2B) 基因位于 9 号染色体短臂 2 区 1 号带。

CDKN2A 和 *CDKN2B* 属于多肿瘤抑制基因，两者的编码产物均可抑制细胞周期素依赖性激酶 4 (CDK4)，而 CDK4 是一种有效的调节胰腺 β 细胞增殖的调节剂。

突变基因可增强 *CDKN2A/2B* 基因的表达，使 CDK4 的抑制作用增强，从而导致 β 细胞功能受损，最终导致分泌的胰岛素总量减少。

研究证实，*CDKN2A/2B* 基因上 T 等位基因与糖尿病发病风险的增高相关，同时该变异位点也与糖尿病肾病及冠心病等疾病发病风险的增高相关，携带者应对相关方面提高警惕。

CDKAL1

CDKAL1 (CDK5 regulatory subunit associated protein 1-like 1，CDK5 调节亚单位相关蛋白 1 类似物 1) 基因位于 6 号染色体短臂 2 区 2 号带，基因全长 698kb，包含 17 个外显子，编码 580 个氨基酸。

CDKAL1 基因编码的蛋白质可以抑制细胞周期依赖激酶 5 (CDK5) 的活化，而 CDK5 在高糖毒性的作用下可导致 β 细胞变性。

突变基因导致 CDKAL1 蛋白的活性降低，对 CDK5 抑制作用减弱，从而导致 β 细胞功能受损，胰岛素分泌减少，参与糖尿病的发生、发展。

研究证实，*CDKAL1* 基因上多个等位基因与糖尿病发病风险的增高相关，同时这些变异位点也与代谢综合征发病风险的增高相关，携带者应对相关方面提高警惕。

HHEX

HHEX (hematopoietically expressed homeobox，造血表达同源异形盒) 基因位于 10 号染色体长臂 2 区 3 号带，全长 5.7kb，包含 4 个外显子，编码 271 个氨基酸。

HHEX 是干细胞表达同源基因，是肝脏和胰腺发育所必需的基因。*HHEX* 编码驱动蛋白交互作用因子 (KIFll) 及胰岛素降解酶 (IDE)。IDE 是细胞水平催化胰岛素降解的最重要的酶。

突变基因下调 *HHEX* 的表达，降低了胰岛素分泌、减少了胰岛素的清除，导致糖尿病的发生、发展。

研究证实，*HHEX* 基因上 G 等位基因型与糖尿病发病风险的增高相关，同时该变异位点也与肥胖发病风险的增高相关，携带者应对相关方面提高警惕。

研究显示，叶酸可以降低 *HHEX* 基因突变造成的影响，降低糖尿病的发病风险，因此建议您在健康管理师的指导下适量食用富含叶酸的食物。

IGF2BP2

IGF2BP2 (insulin-like growth factor 2 mRNA binding protein 2，胰岛素样

生长因子 2 mRNA 结合蛋白 2）基因位于 3 号染色体长臂 2 区 7 号带，全长 181kb，包含 15 个外显子，编码 557 个氨基酸。

IGF2BP2 基因编码胰岛素样生长因子 2（IGF2）mRNA 结合蛋白，能与 IGF2 mRNA 的 5′端非编码区的启动元件结合，调节 IGF2 翻译。IGF2 可与胰岛素受体结合，在缺乏胰岛素的情况下仍可发挥类似胰岛素的作用。

突变基因使胰岛素分泌和处理指数显著降低，造成胰岛 β 细胞对胰岛素敏感性下降，从而导致糖尿病的发生、发展。

研究证实，IGF2BP2 基因上 T 等位基因与糖尿病发病风险的增高相关，同时该变异位点也与代谢综合征发病风险的增高相关，携带者应对相关方面提高警惕。

PPARG

PPARG（peroxisome proliferator-activated receptor gamma，过氧化物酶体增殖物激活受体 γ）基因位于 3 号染色体短臂 2 区 5 号带，全长 146kb，包含 8 个外显子，编码 476 个氨基酸。

PPARG 主要在棕色和白色脂肪组织及小肠组织中表达，是参与调节糖、脂质代谢的重要因子，具有调控细胞分化、脂肪的储存和维持胰岛素敏感性、葡萄糖稳态的作用，参与炎症、细胞凋亡等病理过程。

突变基因下调 PPARG 基因的表达，使胰岛素的敏感性降低，参与糖尿病的发生、发展。

研究证实，PPARG 基因上 C 等位基因与糖尿病发病风险的增高相关。

PTPRD

PTPRD（protein tyrosine phosphatase receptor type D，蛋白质酪氨酸磷酸酶受体 D）基因位于 9 号染色体短臂 2 区 3 号带，全长 701kb，包含 37 个外显子，编码 1913 个氨基酸。

PTPRD 基因编码的蛋白质酪氨酸磷酸酶受体 D 属于蛋白酪氨酸磷酸酶（PTP）受体类型 2A（R2A）亚科，广泛存在于各种组织和器官中，包括骨骼肌、胰腺和大脑。酪氨酸磷酸化是调节细胞功能的关键事件，与神经发育、癌症及糖尿病的发生密切相关。

突变基因影响酪氨酸磷酸酶受体的功能，从而影响细胞信号传递，身体产生胰岛素抵抗，无法正常吸收代谢血糖，进而导致糖尿病的发生、发展。

研究证实，PTPRD 基因上 T 等位基因与糖尿病发病风险的增高相关。

SLC30A8

SLC30A8（solute carrier family 30，zinc transporter member 8，溶质运载蛋白家族 30，锌转运子蛋白成员 8）基因位于 8 号染色体长臂 2 区 4 号带，全长

42kb，包含 8 个外显子，编码 370 个氨基酸。

SLC30A8 基因编码的锌转运子蛋白成员（ZnT-8）在胰岛 β 细胞特异高表达，参与调节胰岛素的生物合成、活化及储存。

突变基因导致前胰岛素加工障碍，引起胰岛 β 细胞功能紊乱，导致糖尿病的发生、发展。

研究证实，*SLC30A8* 基因上的 C 等位基因与糖尿病发病风险的增高相关。

研究显示，锌的摄入可以降低由 *SLC30A8* 变异引起的葡萄糖浓度的升高，降低糖尿病的发病风险，因此建议您在健康管理师的指导下适当补锌或食用富含锌的食物。

TCF7L2

TCF7L2（transcription factor 7-like 2，转录因子 7 类似物 2）基因又名 *TCF4*（T 细胞因子 4）基因，位于 10 号染色体长臂 2 区 5 号带，全长 216kb，包含 20 个外显子，最长可编码 602 个氨基酸。

TCF7L2 基因编码的转录因子普遍存在于人体组织，包括成熟胰岛 β 细胞。此转录因子间接参与 Wnt 信号通路，具有调节血糖稳态的作用，而胰腺及胰岛的发育依赖此通路。

突变基因使胰岛 β 细胞功能降低，胰岛素的分泌减少而加快肝脏生成葡萄糖，参与糖尿病的发生、发展。

研究显示，*TCF7L2* 基因上的多个等位基因与糖尿病发病风险的增高相关。同时，这些变异位点还与代谢综合征、冠心病、老年人的认知行为差等疾病发病风险的增高相关，携带者应对相关方面提高警惕。

研究证实，高纤维饮食可降低 *TCF7L2* 基因突变导致的糖尿病发病风险，因此建议您在健康管理师的指导下适量食用富含纤维的食物。

TCF2

TCF2（transcription factor 2，转录因子 2）基因位于 17 号染色体长臂 1 区 2 号带，全长 59kb，包含 9 个外显子，编码 558 个氨基酸。

TCF2 基因主要在肾脏中表达，肝脏、胰岛 β 细胞和肠道中的表达水平较低，可调节包括胰岛素基因在内的靶基因的表达。

突变基因可导致胰岛 β 细胞功能受损，参与糖尿病的发生、发展。

研究证实，*TCF2* 基因上的 G 等位基因与糖尿病发病风险的增高相关。

（三）糖尿病风险综合评估

综合糖尿病的发病因素，可以对其发病风险进行综合评估（表 3-14）。

表 3-14　糖尿病风险综合评估

危险因素		本次结果
一般因素	家族病史	
	患病史	
遗传因素（内因）	糖尿病	
生活方式与环境危险因素（外因）	高脂饮食	
	运动量小	
	超重	
	精神压力大	
	甘油三酯高	
	吸烟	
	饮酒过量	

三、动脉粥样硬化[7~12]

（一）动脉粥样硬化概述及其遗传度

动脉粥样硬化是一种全身性动脉血管疾病，其在动脉内膜积聚的脂质外观呈黄色粥样，因此称为动脉粥样硬化。该病特点是受累动脉的病变从内膜开始，先后有多种病变合并存在，包括局部有脂质和复合糖类积聚、纤维组织增生和钙质沉着形成斑块，并有动脉中层的逐渐退变，继发性病变尚有斑块内出血、斑块破裂及局部血栓形成。国家卫生部《2011 中国心血管病报告》公布数据显示，在世界范围内，动脉粥样硬化血栓形成导致死亡的人数占全部疾病死亡人数的52％，远远超过了列第二位死因的恶性肿瘤（24％），动脉粥样硬化已成为人类健康的第一杀手。动脉粥样硬化病变的部位包括：脑动脉硬化，如慢性脑供血不足、脑梗死；心脏血管动脉硬化，如心绞痛、心肌梗死；肾脏血管动脉硬化，如肾功能不全、肾衰；下肢动脉硬化可以导致腿部肌肉的供血不足而发生间歇性跛行甚至截肢，这些无疑将会给患者及其家庭带来巨大痛苦和沉重的经济负担。

根据文献报道，动脉粥样硬化的发生有 30％是由遗传因素决定的（即遗传度为 30％），其他影响因素为环境和生活习惯。

（二）动脉粥样硬化风险基因及基因组导向下健康管理建议

ECE-1

ECE-1（endothelin converting enzyme 1，内皮素转化酶 1）基因位于 1 号染色体短臂 3 区 6 号带，全长 128kp，包含 19 个外显子，编码 771 个氨基酸。

ECE-1 基因编码的内皮素转化酶 1 主要参与内皮素前体蛋白的水解，产生具有生物活性的内皮素 1。内皮素 1 具有强烈收缩血管的作用，并能促进细胞的生长和存活。

突变基因可使 ECE-1 启动子具有更高的活性，导致内皮素转化酶 1 的高表达与高活性，诱导内皮素 1 分泌增加，从而使血管细胞增生，血管壁收缩，参与动脉粥样硬化的发生发展。

研究证实，ECE-1 基因上的 T 等位基因与动脉粥样硬化发病风险的增高相关，同时，该变异位点也与老年人认知失调风险增高相关，携带者应对相关方面提高警惕。

研究表明，空气中的主要污染物或低密度脂蛋白会上调 ECE-1 基因的表达，促进动脉粥样硬化的发生。因此建议突变基因携带者在健康管理师的指导下合理饮食，并注意在雾霾天气减少出行。

CPE

CPE（carboxypeptidase E，羧肽酶 E）基因位于 4 号染色体长臂 3 区 2 号带，全长 119kb，包含 9 个外显子，编码 477 个氨基酸。

CPE 基因编码的羧肽酶 E（CPE）能够切割肽链 C 端残基，参与多种肽类激素和神经递质的生物合成。羧肽酶 E 能够切割胰岛素前体，抑制其诱导生成纤溶酶原激活物抑制物 1，从而促进纤溶酶原的形成和血栓溶解。同时，生成的胰岛素可以参与血糖的调节，降低血液黏稠度，防止动脉粥样硬化和血栓形成。

突变基因可影响 CPE 基因的表达水平，导致胰岛素前体分泌量增加，纤维酶原激活物抑制物 1 上升，纤维酶原无法激活，最终导致纤维蛋白在血管壁沉积，以及动脉粥样硬化的发生、发展。

研究证实，CPE 基因上的 T 等位基因与动脉粥样硬化发病风险增高相关。

研究表明，中等强度的运动可以上调 CPE 基因的表达，降低动脉粥样硬化发病风险。因此建议突变基因携带者在健康管理师的指导下加强锻炼，并保持良好的生活习惯。

VEGFA

VEGFA（vascular endothelial growth factor A，血管内皮生长因子 A）基因位于 6 号染色体 1 区 2 号带，全长 16kb，包含 8 个外显子，编码 216 个氨基酸。

VEGFA 基因编码的血管内皮生长因子 A（VEGFA）能够特异性作用于血管内皮细胞，并具有多重调节作用，包括增强血管通透性，诱导血管发生和血管生成，促进血管内皮细胞生长、迁徙，并抑制细胞凋亡。

突变基因可导致 VEGFA 蛋白的高表达。VEGFA 高表达能够促进大量新生血管的形成，增加了粥样斑块的稳定性，加速了动脉管腔狭窄和血管内皮细胞纤维化，从而导致动脉粥样硬化的发生发展。

研究证实，*VEGFA* 基因上的 C 等位基因与动脉粥样硬化的发病风险增高相关，同时，该变异位点也与脉络膜血管增生、原发性高血压、脑动静脉畸形、神经胶质瘤及贝赛特氏症发病风险的增高相关，携带者应对相关方面提高警惕。

研究表明，人乳头瘤状病毒、过氧亚硝酸盐、马兜铃酸和缺氧环境都可导致 *VEGFA* 基因表达上升，促进动脉粥样硬化的发生，而高三尖杉酯碱可下调 *VEGFA* 基因的表达，降低动脉粥样硬化的发病风险。因此建议突变基因携带者在健康管理师的指导下合理饮食，并加以适当有氧运动。

PDE4D

PDE4D（cAMP-specific phosphodiesterase 4D，环磷酸腺苷-特异性磷酸二酯酶 4D）基因位于 5 号染色体长臂 1 区 2 号带，全长 1519kb，包含 15 个外显子，编码 674 个氨基酸。

PDE4D 基因编码的环磷酸腺苷-特异性磷酸二酯酶 4D（PDE4D）具有磷酸二酯酶活性，能够特异性水解细胞中的第二信使环磷酸腺苷（cAMP），从而参与调节大量不同的生理生化过程，包括炎症反应、粥样斑块稳定性和动脉粥样硬化过程。

突变基因可上调 *PDE4D* 基因的表达水平，PDE4D 蛋白的高表达可以降低第二信使 cAMP 水平，增强血管平滑肌细胞的迁移，增强炎症反应和粥样硬斑块的不稳定性，从而导致动脉粥样硬化的发生、发展。

研究证实，*PDE4D* 基因上的 T 等位基因与动脉粥样硬化发病风险的增高相关，同时，该变异位点也与缺血性脑卒中发病风险增高相关，携带者应对相关方面提高警惕。

研究表明，吸烟可以上调 *PDE4D* 基因的表达，促进动脉粥样硬化的发生。因此建议突变基因携带者在健康管理师的指导下合理饮食，并注意戒烟。

PON-1

PON-1（paraoxonase 1，血清对氧磷酶-1）基因位于 7 号染色体长臂 2 区 1 号带，全长 27kb，包含 9 个外显子，编码 356 个氨基酸。

PON-1 基因编码的血清对氧磷酶-1（PON-1）最显著的生物学特性是抗低密度脂蛋白（LDL）氧化，并能促进已被氧化的 LDL 上的胆固醇分解，防止其积存在动脉壁上，引起动脉管腔狭窄和粥样硬化。

突变基因可降低 PON-1 蛋白的表达水平，导致 PON-1 抗 LDL 氧化的能力降低，从而导致动脉粥样硬化的发生、发展。

研究证实，*PON-1* 基因上的 G 等位基因与动脉粥样硬化发病风险的增高相关。

研究表明，吸烟、饱和脂肪酸的摄入及急性暴露于有机磷可导致 PON-1 蛋白活性降低，促进动脉粥样硬化的发生，而红酒中的多酚可上调 PON-1 蛋白的活性，降低动脉粥样硬化的发病风险。因此建议突变基因携带者在健康管理师的指导下合理饮食，并注意戒烟。

ITGA2

ITGA2 （integrin alpha 2，整合素-α2）基因位于 5 号染色体长臂 1 区 1 号带，全长 105kb，包含 30 个外显子，编码 1182 个氨基酸。

ITGA2 基因主要编码整合素 α 亚基，它能与整合素 β 亚基形成二聚体跨膜受体，介导许多细胞（包括血小板和炎症细胞）与细胞外基质的黏附。研究表明，血小板在血管内膜下的黏附及聚集是血栓形成的重要启动因素。

突变基因可上调 ITGA2 蛋白的表达水平，导致血小板和炎症细胞聚集在血管内，血小板和炎症细胞的黏附会促进血管内炎症反应，诱发血栓形成和动脉管腔狭窄，从而导致动脉粥样硬化的发生、发展。

研究证实，ITGA2 基因上的 A 等位基因与动脉粥样硬化发病风险的增高相关，携带者应对相关方面提高警惕。

CDKN2B-AS1

CDKN2B-AS1 （CDKN2B antisense RNA 1，CDKN2B 反义 RNA1）基因位于 9 号染色体长臂 2 区 1 号带的 CDKN2B-CDKN2A 基因簇中。

该基因簇可控制细胞增生，与动脉粥样硬化的遗传易感性有关。

突变基因可能改变基因的结构和表达水平，使得动脉粥样硬化的发病风险增大。

研究表明，该基因簇的 G 等位基因与动脉粥样硬化的风险增高相关，同时该位点还与冠心病、脑卒中、家族性心肌梗死发病风险增高相关，携带者应对相关方面提高警惕。

（三）动脉粥样硬化风险综合评估

综合动脉粥样硬化的发病因素，可以对其发病风险进行综合评估（表3-15）。

表 3-15　动脉粥样硬化风险综合评估

危险因素		本次结果
一般因素	年龄	
	性别	
	家族病史	
	患病史	

续表

危险因素		本次结果
遗传因素（内因）	动脉粥样硬化	
生活方式与环境危险因素（外因）	吸烟	
	超重	
	运动量小	
	高热量饮食	
	高脂饮食	
	高盐饮食	
	情绪易激动	
其他	高血压病	
	糖尿病	
	高脂血症	

四、冠心病

（一）冠心病概述及其遗传度

冠心病即冠状动脉粥样硬化心脏病，指冠状动脉粥样硬化使血管狭窄或阻塞，或（和）冠状动脉功能改变（痉挛）导致心肌缺血缺氧或坏死而引起的心脏病，统称冠状动脉性心脏病，亦称缺血性心脏病。卫生部发布的《2012 年中国卫生统计年鉴》显示，截至 2008 年，中国冠心病患病率约为 6％，城市人口患病率为农村人口的 3 倍多。本病多发生于 40 岁以上，男性多于女性，且以脑力劳动者居多，女性常在绝经期后表现症状。冠状动脉粥样硬化心脏病进程的加重和发展，可导致心肌梗死、心律失常、缺血性心脏病、心源性休克、心力衰竭、猝死等严重后果。

冠心病的发生有 50％是由遗传因素决定的（即遗传度为 50％），其他影响因素为环境和生活习惯。

（二）冠心病风险基因及基因组导向下健康管理建议[13~24]

ACE

ACE（angiotensin converting enzyme，血管紧张素转换酶）基因位于 17 号染色体长臂 2 区 3 号带，全长 21kb，包含 25 个外显子，编码 1306 个氨基酸。

ACE 是肾素-血管紧张素系统的关键酶，其主要作用是使血管紧张素 I 转换成为醛固酮刺激肽血管紧张素 II（Ang II）。Ang II 是一种强烈的缩血管物质，具有促进平滑肌细胞增殖、血小板聚集和抗纤维蛋白溶解等致动脉粥样硬化作用。

突变基因可增加血浆 ACE 的浓度，导致动脉粥样硬化的发生，参与冠心病的发生、发展。

研究显示，ACE 基因上的 D 等位基因与冠心病发病风险的增高相关。同时，该突变位点也与心肌梗死、哮喘、高血压病、高血压肾病、高血压脑卒中及糖尿病视网膜病、糖尿病冠心病、糖尿病肾病的风险增高相关，携带者应对相关方面提高警惕。

研究证实，番茄红素、茶多酚、大蒜提取液、黄白侧耳（一种菌类）的生物素 D-甘露醇、必需脂肪酸（亚麻酸、亚油酸、花生四烯酸）及其代谢产物均可以作为 ACE 的抑制剂，降低血清中 ACE 的浓度，降低冠心病的发病风险；而高盐饮食则会增强 ACE 的表达及活性，促进冠心病的发生、发展。因此建议突变基因携带者在健康管理师的指导下适量补充相关营养素，并控制盐的摄入。

PAI-1

PAI-1（plasminogen activator inhibitor-1，纤溶酶原激活物抑制物-1）基因位于 7 号染色体长臂 2 区 2 号带，全长 12kb，包含 9 个外显子，编码 402 个氨基酸。

PAI-1 基因编码的血浆纤溶酶原激活物抑制物-1 是丝氨酸蛋白酶抑制剂超家族成员，是一个纤维蛋白溶解抑制剂，主要抑制组织血纤维蛋白溶酶原激活剂（tPA）和尿激酶（uPA）。高浓度的 PAI-1 基因产物与血栓形成倾向相关。

突变基因可增加 PAI-1 的表达水平，促进血栓的形成，参与冠心病的发生、发展。

研究显示，PAI-1 基因上的 A 等位基因与冠心病发病风险的增高相关，同时该变异位点也与股骨头坏死和抑郁症发病风险的增高相关，携带者应对相关方面提高警惕。

研究证实，迷迭香提取物、柑橘属植物提取物、槲皮素、维生素 C 和维生素 E 都可以降低 PAI-1 的活性，降低冠心病的发病风险；而低密度脂肪酸、肥胖、不良的生活习惯包括吸烟和酗酒都会促进 PAI-1 的释放，促进冠心病的发生、发展。因此建议突变基因携带者在健康管理师的指导下适量补充相关营养素，并保持良好的生活习惯。

c6orf105

c6orf105 基因位于 6 号染色体短臂 2 区 4 号带，全长 65kb，包含 6 个外显子。c6orf105 是假设基因，基因功能尚不清楚。

研究证实，c6orf105 基因上的 A 等位基因与冠心病发病风险的增高相关。

LOC729983

LOC729983 基因位于 9 号染色体短臂 2 区 1 号带。*LOC729983* 为假设基因，功能尚不清楚。

研究证实，*LOC729983* 基因上 G 等位基因与冠心病发病风险的增高相关。

eNOS

eNOS（endothelial nitric oxide synthase，内皮型一氧化氮合成酶）基因位于 7 号染色体长臂 3 区 6 号带，全长 235kb，包含 27 个外显子，编码 1203 个氨基酸。

eNOS 主要存在于血管内皮细胞，其催化 L-精氨酸生成的一氧化氮（NO）可抑制血管内皮表面血小板和白细胞的黏附与聚集，防止低密度脂蛋白氧化，抑制血管平滑肌细胞增生，抑制血管收缩因子如内皮素及血管紧张素的活性，是心血管系统中抗冠状动脉粥样硬化与血栓形成，维持正常血管舒缩反应必不可少的保护因子。

突变基因导致内皮型一氧化氮合成酶活性降低，抑制 NOS 的生成，增加机体患血管动脉粥样硬化的风险，进而导致冠心病的发生。

研究证实，*eNOS* 基因上 C 等位基因与冠心病发病风险增高相关，同时该变异位点也与高血压病及高血压左心室肥厚发病风险的增高相关，携带者应对相关方面提高警惕。

研究证实，Ca^{2+}、二十碳五烯酸（EPA）、槲皮素、精氨酸、葡萄皮提取物、高密度脂蛋白和适量的锻炼可以增强 *eNOS* 的表达，促进 NO 的生成，降低冠心病的发病风险。吸烟影响 *eNOS* 的氧化，降低 NO 的生物活性，促进冠心病的发生、发展。因此建议突变基因携带者在健康管理师的指导下适量补充相关营养素，并注意戒烟。

DDAH1

DDAH1（dimethylarginine dimethylaminohydrolase 1，二甲基精氨酸二甲基氨基水解酶 1）基因位于 1 号染色体短臂 2 区 2 号带，全长 259kb，包含 7 个外显子，编码 183 个氨基酸。

DDAH1 基因编码产物是一种胞浆蛋白酶，能特异性水解内源性一氧化氮合酶（NOS）抑制物非对称性二甲基精氨酸（ADMA），从而上调 NOS 活性。ADMA 在内皮功能紊乱及心脑血管疾病的发生中起关键作用。

突变基因下调 *DDAH1* 基因的表达，不能有效水解血浆中 ADMA，导致内皮功能紊乱，从而引起冠心病的发生、发展。

研究证实，*DDAH1* 基因上的 I 等位基因与冠心病发病风险的增高相关。

HFE

HFE（hemochromatosis，遗传性血色病）基因位于 6 号染色体短臂 2 区

1 号带，全长 7962bp，包含 6 个外显子，编码 326 个氨基酸。

HFE 基因是调控铁代谢和吸收的重要基因，其表达产物 HFE 蛋白主要通过与铁转运蛋白受体（TfR）结合形成稳定的复合物，竞争性抑制铁转运蛋白和 TfR 的亲和力，从而抑制铁的摄取和转运。

突变基因使 HFE 蛋白功能异常，使铁代谢发生异常，过量的铁积累在心脏等器官，使器官功能紊乱，参与冠心病的发生、发展。

研究证实，HFE 基因上的 C 等位基因与冠心病发病风险的增高相关。

研究表明，铁的摄入和饮酒可以增加转铁蛋白的饱和度，促进了铁的体内沉积，促进冠心病的发生、发展。而钙的摄入可以降低转铁蛋白的饱和度，降低冠心病的发病风险。因此建议突变基因携带者在健康管理师的指导下适量补充钙，并避免相关危险因素。

MTHFR

MTHFR（5,10-methylenetetrahydrofolate reductase，亚甲基四氢叶酸还原酶）基因位于 1 号染色体短臂 3 区 6 号带，全长为 20kb，包含 12 个外显子，编码 657 个氨基酸。

MTHFR 是同型半胱氨酸代谢途径的关键酶之一，可催化还原型辅酶 II（NADPH）相关的 5,10-二甲基四氢叶酸产生甲基供体，促使血中同型半胱氨酸（Hcy）甲基化合成甲硫氨酸。Hcy 堆积是冠心病发生的独立危险因素。高浓度的 Hcy 可能通过造成内皮损伤和功能异常、刺激血管平滑肌细胞增生、破坏机体凝血和纤溶系统，影响脂质代谢等途径使机体处于血栓前状态，从而增加心脑血管疾病发生的危险性。

突变基因可降低 MTHFR 的表达水平，导致同型半胱氨酸堆积，参与冠心病的发生、发展。

研究证实，MTHFR 基因上多个等位基因与冠心病的发病风险增高相关。同时这样变异位点也与糖尿病肾病、糖尿病视网膜病变及糖尿病脑卒中的发病风险增高相关，携带者应对相关方面提高警惕。

研究表明，高浓度的血清叶酸和维生素 B_{12} 可降低血清中 Hcy 浓度，降低冠心病的发病风险。因此建议突变基因携带者在健康管理师的指导下适量补充叶酸和维生素 B_{12}。

PLA2G7

PLA2G7（phospholipase A2，group VII，磷脂酶 A2，基团 VII）基因位于 6 号染色体短臂 1 区 2 号带，全长 31kb，包含 12 个外显子，编码 442 个氨基酸。

PLA2G7 基因编码的脂蛋白相关磷脂酶 A2（Lp-PLA2）是心脑血管疾病中一种新的炎症标记物，在血液中主要与低密度脂蛋白（LDL）结合，水解 LDL 表面的氧化磷脂酰胆碱生成两种具有很强促炎活性的物质——溶血磷脂酰胆碱和氧化的非酯化脂肪酸，增加血管炎症反应，破坏血管的舒张功能，促进动脉粥样硬化的发生、发展。

突变基因增加磷脂酶 A2 的活性，促进炎症反应，进而导致冠心病的发生、发展。

研究证实，*PLA2G7* 基因上的 A 等位基因与冠心病发病风险的增高相关。

ABCA1（保护性位点）

ABCA1（ATP-binding cassette, transporter A1, ATP-结合盒转运子 A1）基因位于 9 号染色体长臂 3 区 1 号带，全长 147kb，包含 50 个外显子，编码 2262 个氨基酸。

ABCA1 基因编码的 ATP-结合盒转运子 A1 是一种整合膜蛋白，它在胆固醇逆转运（RCT）和高密度脂蛋白（HDL）形成的起始步骤中起重要作用，介导胆固醇从外周细胞向肝脏转运使之最终代谢。

突变基因可使 *ABCA1* 基因功能障碍，导致细胞内胆固醇流出受阻，特别是巨噬细胞内大量的胆固醇沉积可形成泡沫细胞，促进动脉粥样硬化的发生，进而导致冠心病的发生、发展。

研究证实，*ABCA1* 基因上的 G 等位基因与冠心病发病风险的增高相关。

研究显示，巴西红蜂胶、儿茶素、橄榄油、烟酸、槲皮素和适量饮酒可以加强 *ABCA1* 基因的表达，降低冠心病的发病风险；而 *ABCA1* 基因与过度摄入的脂肪相互作用可增加血浆脂质水平，因此建议突变基因携带者在健康管理师的指导下补充相关营养素并减少脂肪的摄入。

HSPA8

HSPA8（heat shock 70kDa protein 8, 70kDa 热休克蛋白 8）基因位于 11 号染色体长臂 2 区 4 号带，全长 4644bp，包含 8 个外显子，编码 494 个氨基酸。

HSPA8 基因编码的热休克蛋白 8，其主要功能是作为分子伴侣指导新生的多肽正确折叠成具有生物功能构向的蛋白质，同时还能促进某些变性蛋白的降解和清除，维持酶的动力学特征，以维护细胞功能。保护心血管细胞免受氧化应激等带来的损伤。

突变基因降低热休克蛋白 8 的表达水平，从而引起心血管细胞损伤，导致冠心病的发生、发展。

研究证实，*HSPA8* 基因上的 A 等位基因与冠心病发病风险的增高相关。

1p13（保护性位点）

该变异位点位于 1 号染色体短臂 1 区 3 号带，位于基因 *SORT1* 的附近，*SORT1* 基因介导内吞作用和脂蛋白脂肪酶降解，调节血浆低密度脂蛋白水平。

突变基因通过调节邻近基因的表达，导致冠心病的发生、发展。

全基因组关联研究（GWAS）证实，*1p13* 上的 A 等位基因与冠心病发病风险的增高相关。

19p13 （保护性位点）

该变异位点位于 19 号染色体短臂 1 区 3 号带。

全基因组关联研究（GWAS）证实，*19p13* 上的 G 等位基因与冠心病发病风险的增高相关。

APOA5

APOA5（apolipoprotein A5，载脂蛋白 A5）基因位于 11 号染色体长臂 2 区 3 号带，全长 1800kb，包含 4 个外显子，共编码 366 个氨基酸。

APOA5 基因编码的载脂蛋白 A5 是载脂蛋白的超家族成员，主要在肝脏中表达。*APOA5* 能激活脂蛋白脂肪酶（LPL），分解极低密度脂蛋白（VLDL），从而降低血浆中甘油三酯（TG）的水平。

突变基因通过影响转录因子的结合而改变 *APOA5* 基因的转录，导致血清甘油三酯（TG）水平增高，血浆中中密度脂蛋白（IDL）颗粒数量增加，引起脂质在动脉管壁上的沉积增加，参与并加速动脉硬化的形成，进而引起冠心病的发生发展。

研究证实，*APOA5* 基因上的 G 等位基因与冠心病发病风险的增高相关，同时该变异位点也与糖尿病脑卒中、高脂血症和代谢综合征的风险增高相关，携带者应对相关方面提高警惕。

研究表明，葡萄籽提取物原花青素可以上调 *APOA5* 的表达，降低血浆中甘油三酯（TG）的水平，降低冠心病的发病风险，而酒精和高脂饮食则增高血浆中的 TG 水平，促进冠心病的发生。因此建议突变基因携带者在健康管理师的指导下补充上述营养素或富含这些物质的食物，同时应注意清淡饮食和戒酒。

（三）冠心病风险综合评估

人类疾病是由先天的遗传缺陷基因（内因）和后天的生活习惯与环境因素（外因）共同作用的结果。综合冠心病的发病因素，可以对其发病风险进行综合评估（表 3-16）。

表 3-16　冠心病风险综合评估

危险因素		本次结果
一般因素	年龄	
	性别	
	家族病史	
	患病史	
遗传因素（内因）	冠心病	

续表

危险因素		本次结果
生活方式与环境危险因素（外因）	高脂饮食	
	运动量小	
	吸烟/二手烟	
	饮酒过量	
	超重	
其他	高血压病	
	糖尿病	
	高脂血症	
	同型半胱氨酸异常	

五、代谢综合征

（一）代谢综合征概述及其遗传度

代谢综合征是一种合并有高血压病及葡萄糖与脂质代谢异常的综合征，伴有低密度脂蛋白升高和高密度脂蛋白降低，表现为多种心脑血管疾病危险因素在同一个体聚集。亚洲心血管疾病国际合作研究中国部分的结果显示，年龄为35～74岁的中国群体中代谢综合征的标化患病率男性为9.8%、女性为17.8%。代谢综合征的主要临床后果为心脑血管疾病，尤其是冠心病。总体看来，该病的发生北方高于南方，城市高于农村，女性高于男性，成人患病率均随着年龄的增加呈上升趋势。从全球来看，代谢综合征的流行及增长趋势不容乐观，我们必须做到早发现、早预防及早治疗，以防代谢综合征的井喷式暴发及其可能引发的相关并发症，减少家庭及社会负担。

代谢综合征的发生有40%是由遗传因素决定的（即遗传度为40%），其他影响因素为环境和生活习惯。

（二）代谢综合征风险基因及基因组导向下健康管理建议[25～32]

FTO

FTO（fat mass and obesity associated，脂肪含量和肥胖相关）基因位于16号染色体长臂1区2号带，全长410kb，包含9个外显子，编码505个氨基酸。

FTO基因编码的2-氧戊二酸盐核苷酸去甲基酶是一种核酸修复酶，能通过去甲基化的作用调节代谢相关基因的转录；能作用于下丘脑，调节食欲和能量代谢，进而影响肥胖。

突变基因通过阻止饱食感的产生导致高脂肪摄入，参与了肥胖和代谢综合征的发生、发展。

研究证实，*FTO* 基因上的 A 等位基因与代谢综合征发病风险的增高相关。同时该突变位点还与肥胖、2 型糖尿病、多囊卵巢综合征及冠心病发病风险的增高相关，携带者应对相关方面提高警惕。

研究显示，48h 绝食后 *FTO* 基因表达量降低，降低代谢综合征的发病风险，而持续的高脂饮食使 *FTO* 表达升高，促进代谢综合征的发生。因此建议突变基因携带者在健康管理师的指导下适当控制自己的食量，减少高脂饮食的摄入。

ADIPOQ

ADIPOQ（adiponectin，脂联素）基因位于 3 号染色体长臂 2 区 7 号带，全长 16kb，包含 2 个外显子，编码 245 个氨基酸。

ADIPOQ 基因表达的脂联素，是脂肪细胞特异性分泌的最丰富的血浆蛋白，可促进血管舒张、抑制动脉硬化，还可促进脂肪的燃烧及能量消耗，使得细胞中的甘油三酯（triglyceride，TG）含量降低，改善肝脏和外周组织的胰岛素抵抗。

突变基因使得 *ADIPOQ* 表达下调，血清脂联素水平降低，TG 沉积。TG 升高时，低密度脂蛋白胆固醇含量升高而高密度脂蛋白胆固醇含量降低，最终导致代谢综合征的发生。

研究证实，*ADIPOQ* 基因上的 G 等位基因与代谢综合征发病风险的增高相关，同时该变异位点还与冠心病发病风险的增高相关，携带者应对相关方面提高警惕。

研究显示，高纤维、低糖饮食可增加血液中的脂联素水平，减少代谢综合征的发生。因此建议突变基因携带者在健康管理师的指导下合理饮食。

APOA5

APOA5（apolipoprotein A5，载脂蛋白 A5）基因位于 11 号染色体长臂 2 区 3 号带，全长 3051bp，包含 4 个外显子，共编码 366 个氨基酸。

APOA5 基因编码的载脂蛋白 A5 是载脂蛋白的超家族成员，主要在肝脏中表达。*APOA5* 可降低血浆中甘油三酯（TG）的水平。进一步的研究发现 *APOA5* 降低 TG 是通过激活脂蛋白脂肪酶（LPL）和加速 VLDL 的分解代谢实现的。

突变位点位于启动子区，通过影响转录因子的结合而改变 *APOA5* 基因的转录，导致血清甘油三酯（TG）水平增高，TG 升高时，低密度脂蛋白胆固醇含量升高而高密度脂蛋白胆固醇含量降低，最终导致代谢综合征的发生。

研究证实，*APOA5* 基因上的 G 等位基因与代谢综合征发病风险的增高相关，同时该变异位点也与冠心病、高脂血症和糖尿病脑卒中的风险增高相关，携带者应对相关方面提高警惕。

研究显示，葡萄籽提取物原花青素可以上调 *APOA5* 的表达，降低血浆中 TG 的水平，降低代谢综合征的发病风险。而酒精和高脂饮食则增高血浆中的 TG 水平，促进代谢综合征的发生。因此建议突变基因携带者在健康管理师的指导下补充相关营养素，戒酒并注意清淡饮食。

备注：这里的高脂饮食也包括 ω-6 多元不饱和脂肪酸的摄取。

CIDEA

CIDEA（cell death-inducing DNA fragmentation factor-alpha-like effector A，诱导细胞死亡 DNA 片段化因子 α 样效应因子 A）基因位于 18 号染色体短臂 1 区 1 号带，全长 23kb，包含 5 个外显子，编码 219 个氨基酸。

CIDEA 基因主要在人体的白色脂肪组织中表达，作为能量代谢的负调节因子，促使脂肪的存储、抑制脂肪分解。

突变基因使得 *CIDEA* 基因表达降低，脂肪分解增加导致循环游离脂肪酸水平的上升，参与了胰岛素抵抗，从而导致了代谢综合征的发生发展。

研究证实，*CIDEA* 基因上的 T 等位基因与代谢综合征发病风险的增高相关。

研究显示，枸杞多糖可以上调 *CIDEA* 基因的表达，降低代谢综合征的发病风险；而二十碳五烯酸（EPA）、视黄酸（维生素 A 在体内可转化为视黄酸）则下调 *CIDEA* 基因的表达，促进代谢综合征的发生。因此建议突变基因携带者听取健康管理师的建议，合理补充相关营养素。

备注：机体含有两种脂肪，即白色脂肪和棕色脂肪，前者是能量贮存的形式，而后者的主要功能是燃烧脂质将能量转换成热量。

GNPDA2

GNPDA2（glucosamine-6-phosphate deaminase 2，氨基葡萄糖-6-磷酸脱氨酶 2）基因位于 4 号染色体短臂 1 区 2 号带，全长约 25kb，包含 5 个外显子，编码 276 个氨基酸。

GNPDA2 基因编码的氨基葡萄糖-6-磷酸脱氨酶 2，可催化氨基葡萄糖-6-磷酸转化为果糖-6-磷酸，是联系己糖胺系统与糖酵解途径的唯一酶。

GNPDA2 基因上游的突变通过影响其表达而参与代谢综合征的发生发展，其机制尚不清楚。

研究证实，*GNPDA2* 基因上游的 G 等位基因与代谢综合征发病风险的增高相关，同时该变异位点也与肥胖发病风险的增高相关，携带者应对相关方面提高警惕。

INSR

INSR（insulin receptor，胰岛素受体）基因位于 19 号染色体短臂 1 区 3 号

带，全长 150kb，包含 22 个外显子，编码 1382 个氨基酸。

INSR 基因编码的胰岛素受体是细胞表面的一种糖蛋白，胰岛素与之结合后才能发挥功能，起到降低血糖，调节糖、脂及蛋白质代谢等的作用。

突变基因可能导致胰岛素受体数目减少、受体与胰岛素的亲和力下降，机体便产生更多的胰岛素，出现胰岛素抵抗，从而参与代谢综合征的发生、发展。

研究证实，INSR 基因上的 A 等位基因与代谢综合征发病风险的增高相关，同时该变异位点也与高血压病发病风险的增高相关，携带者应对相关方面提高警惕。

研究显示，异甜菊醇、维生素 D 可以上调 INSR 基因的表达，不饱和脂肪酸的摄入也可弥补 INSR 的功能缺失，降低代谢综合征的发病风险。因此建议突变基因携带者在健康管理师的指导下补充相关营养素。

备注：异甜菊醇是甜菊中的一种成分的水解产物，糖尿病患者可用甜菊叶泡茶喝。

姜黄素：姜、芥末、咖喱等富含姜黄素。姜黄素可以下调 INSR 基因的表达，健康管理师可以参考给出干预建议。

BRAP

BRAP（BRCA1 associated protein，乳腺癌易感基因相关蛋白）基因位于 12 号染色体长臂 2 区 4 号带，全长约 44kb，包含 12 个外显子，编码 592 个氨基酸。

BRAP 基因编码的乳腺癌易感基因相关蛋白可以促进 NF-κB 依赖的炎症反应，参与动脉硬化的发生。

突变基因可使 BRAP 基因表达上调，强化炎症反应，从而参与了代谢综合征的发生、发展。

研究证实，BRAP 基因上的 A 等位基因与代谢综合征发病风险的增高相关，同时该变异位点还与动脉粥样硬化发病风险的增高相关，携带者应对相关方面提高警惕。

eNOS

eNOS（endothelial nitric oxide synthase，内皮型一氧化氮合成酶，又称 NOS3）基因位于 7 号染色体长臂 3 区 6 号带，全长 235kb，包含 27 个外显子，编码 1203 个氨基酸。

eNOS 基因表达的内皮型一氧化氮合成酶主要存在于血管内皮细胞，其催化 L-精氨酸生成的一氧化氮（NO）可抑制血管内皮表面血小板和白细胞的黏附与聚集，防止低密度脂蛋白氧化，抑制血管平滑肌细胞增生，并与胰岛素的敏感性呈正相关。

突变基因可导致内皮型一氧化氮合成酶活性降低，NOS 的生成量较少，胰岛素的敏感性降低，因此机体出现胰岛素抵抗，从而参与代谢综合征的发生发展。

研究证实，*eNOS* 基因上 T 等位基因与代谢综合征发病风险的增高相关，同时该变异位点与急性冠脉综合征、糖尿病脑卒中、原发性高血压、高血压人群并发左心室肥厚及糖尿病人群并发肾病发病风险的增高相关，携带者应对相关方面提高警惕。

研究表明，Ca^{2+}、二十碳五烯酸（EPA）、槲皮素、精氨酸、葡萄皮提取物、高密度脂蛋白和适量的锻炼可以增强 *eNOS* 的表达，促进 NO 的生成，降低代谢综合征的发病风险。而吸烟影响 *eNOS* 的氧化，降低 NO 的生物活性，促进代谢综合征的发生。因此建议突变基因携带者在健康管理师的指导下补充相关营养素，适当锻炼并注意戒烟。

（三）代谢综合征风险综合评估

综合代谢综合征的发病因素，可以对其发病风险进行综合评估（表 3-17）。

表 3-17 代谢综合征风险综合评估

危险因素		本次结果
一般因素	年龄	
	性别	
	家族病史	
	患病史	
遗传因素（内因）	代谢综合征	
生活方式与环境危险因素（外因）	活动量小	
	超重	
	向心性肥胖	
	出生低体重	
	高脂饮食	
	低纤维饮食	
	高糖饮食	
	吸烟	
	精神压力大	
	饮酒过量	
其他	高脂血症	
	糖尿病	
	高血压病	
	心脑血管疾病	

六、出血性脑卒中

（一）出血性脑卒中概述及其遗传度

脑卒中（stroke）是脑中风的学名，是一种突然起病的脑血液循环障碍性疾病，又称脑血管意外。脑卒中分为缺血性脑卒中和出血性脑卒中。其中出血性脑卒中又包括颅内出血和蛛网膜下腔出血，占脑卒中发病人群的 20%。卫生部统计显示，我国是脑卒中高发大国，每年新发病 200 万人。脑卒中每年导致 150 万人死亡，是位居肿瘤之后的城乡居民第二位死因。存活的患者中，约 3/4 不同程度丧失劳动能力，重度致残者占 40%。全国每年用于该病的治疗费用 100 亿元以上，国家和家庭的经济负担沉重。卫生部原副部长王陇德指出，根据世界卫生组织对中国脑卒中死亡人数的预测，如果死亡率维持不变，到 2030 年将有 400 万人口死于脑卒中；如果死亡增长率是 1%，那么到 2030 年，每年将有近 600 万人口死于脑卒中。

血性脑卒中的发生有 25% 是由遗传因素决定的（即遗传度为 25%），其他影响因素为环境和生活习惯。

（二）出血性脑卒中风险基因及基因组导向下健康管理建议[33]

VEGFR-2

VEGFR-2（vascular endothelial growth factor receptor 2，血管内皮生长因子受体）基因位于 4 号染色体长臂 1 区 1 号和 2 号带上，全长 47kb，包含 13 个外显子，编码 1356 个氨基酸。

VEGFR-2 基因编码的血管内皮细胞生长因子受体是血管内皮细胞生长因子（VEGF）的主要受体，可介导 VEGF 行使促进血管内皮细胞增殖和增强血管通透性等功能。VEGF 及其受体功能异常时可导致血管结构发育异常，并与动脉粥样硬化斑块的不稳定及冠心病密切相关。

突变基因引起 VEGF/VEGFR-2 信号通路的功能下调，导致血管内皮细胞发育异常，在血压升高时血管容易破裂、出血，最终导致出血性脑卒中的发生。

研究证实，*VEGFR-2* 基因上 T 等位基因与出血性脑卒中发病风险的增高相关，同时该变异位点还与神经胶质瘤发病风险的增高相关，携带者应对相关方面提高警惕。

MTHFR

MTHFR（5,10-methylenetetrahydrofolate reductase，亚甲基四氢叶酸还原酶）基因位于 1 号染色体短臂 3 区 6 号带，全长 20kb，包含 12 个外显子，编码 657 个氨基酸。

MTHFR 基因编码的亚甲基四氢叶酸还原酶是同型半胱氨酸代谢途径的关键酶之一，可催化还原型辅酶Ⅱ（NADPH）相关的 5,10-二甲基四氢叶酸产生甲基供体，促使血中同型半胱氨酸（Hcy）甲基化合成甲硫氨酸。

突变基因导致亚甲基四氢叶酸还原酶的耐热性和活性大大降低，致使血浆同型半胱氨酸（Hcy）水平升高，细胞毒素作用加大，引起内皮细胞损伤，从而造成血管受损，是出血性脑卒中的危险因素。

研究证实，MTHFR 基因上 A 等位基因与出血性脑卒中发病风险的增高相关，同时该变异位点也与糖尿病视网膜病及糖尿病肾病发病风险的增高相关，携带者应对相关方面提高警惕。

研究发现，高浓度的血清叶酸和维生素 B$_{12}$ 可降低血清中 Hcy 浓度，从而降低出血性脑卒中的发病风险。因此建议突变基因携带者在健康管理师的指导下补充上述营养素或富含这些物质的食物。

DDAH2

DDAH2（dimethylarginine dimethylaminohydrolase 2，二甲基精氨酸二甲基氨基水解酶 2）基因位于 6 号染色体的短臂 2 区 1 号带，全长 3222bp，包含 7 个外显子，编码 286 个氨基酸。

DDAH2 基因编码的二甲基精氨酸二甲基氨基水解酶 2（DDAH2）与炎症反应和血管调控相关。二甲基精氨酸二甲基氨基水解酶可水解非对称性二甲基精氨酸（ADMA，核蛋白合成产生）。ADMA 可以使得 NO 生成减少，抑制血管扩张，甚至破坏内皮细胞的完整性，与出血性脑卒中的发生、发展相关。

突变基因使得二甲基精氨酸二甲基氨基水解酶不能有效清除血液中非对称性二甲基精氨酸（ADMA），从而导致 NO 合成减少，内皮细胞的完整性破坏，导致出血性卒中的发生、发展。

研究证实，DDAH2 基因上 G 等位基因与出血性脑卒中发病风险的增高相关，同时该变异位点也与高血压病、糖尿病肾病发病风险的增高相关。

研究显示，维生素 E 可以改善内皮细胞二甲基精氨酸二甲基氨基水解酶活性、降低血液中非对称性二甲基精氨酸（ADMA）的水平，维生素 A 上调 DDAH2 的表达水平，糖化橙皮苷可以防止内皮细胞功能失调，降低出血性脑卒中的发病风险。而高盐饮食增加血液中 ADMA 水平，增加出血性脑卒中的发病风险。因此建议突变基因携带者在健康管理师的指导下适当补充相关营养素，并避免过多摄入食盐。

备注：糖化橙皮苷是柑橘果肉和果皮的重要成分，不论白天或夜晚，时时刻刻能发挥净白肌肤的作用。

PDGFD

PDGFD（platelet derived growth factor D，血小板衍生生长因子 D）基因

· 98 · 复杂疾病的遗传咨询

位于 11 号染色体长臂 2 区 2 号带 3 亚带，全长 257kb，包含 7 个外显子，共编码 364 个氨基酸。

PDGFD 基因编码的血小板衍生生长因子是血小板衍生生长因子家族的一员，主要通过 PDGFβ 受体通路起作用，与血管平滑肌细胞及血管基质膜关系密切，参与血管结构与功能的调节及血管新生。

突变基因使得 *PDGFD* 表达上调，促进血管平滑肌细胞的增殖和迁移、细胞外基质沉积及血管基质膜退化，从而导致血管壁完整性的缺失，最终引发出血性脑卒中。

研究证实，*PDGFD* 基因上的 A 等位基因与出血性脑卒中的发病风险增高相关。

COL1A2

COL1A2（collagen type Ⅰ alpha 2，Ⅰ型胶原 α2）基因位于 7 号染色体长臂 2 区 2 号带 1 亚带，全长约 37kb，包含 52 个外显子，编码 1366 个氨基酸。

COL1A2 编码的Ⅰ型胶原 α2 是Ⅰ型胶原蛋白的组成部分，与脑动脉壁的弹性密切相关。胶原蛋白表达量过低会使得血管扩展，是出血性脑卒中的危险因素。

突变基因影响胶原蛋白的结构、破坏血管壁的完整性，导致出血性脑卒中的发生、发展。

研究证实，*COL1A2* 基因上的 C 等位基因与出血性脑卒中发病风险的增高相关，同时该变异位点也与颅内动脉瘤发病风险的增高相关，携带者应对相关方面提高警惕。

研究显示，高脂饮食下调 *COL1A2* 基因的表达，增加出血性脑卒中的发病风险。因此建议突变基因携带者在健康管理师的指导下避免高脂饮食。

（三）出血性脑卒中风险综合评估

综合出血性脑卒中的发病因素，可以对其发病风险进行综合评估（表3-18）。

表 3-18 出血性脑卒中风险综合评估

危险因素		本次结果
一般因素	年龄	
	性别	
	家族病史	
	患病史	
遗传因素（内因）	出血性脑卒中	

续表

危险因素		本次结果
生活方式与环境危险因素（外因）	超重	
	吸烟	
	饮酒过量	
	高脂饮食	
	高盐饮食	
	运动量小	
	精神压力大	
相关疾病	高脂血症	
	高血压病	
	糖尿病	
	脑梗死	

七、肺癌

（一）肺癌概述及其遗传度

肺癌发生于支气管黏膜上皮，亦称支气管肺癌。原发性支气管肺癌或称支气管癌简称肺癌，起源于支气管黏膜、腺体，是最常见的肺部原发性恶性肿瘤。卫生部疾病预防控制中心发布的《2012 中国肿瘤登记年报》显示，肺癌的发病率和死亡率均居全国癌症首位，且发病率和死亡率仍在迅速上升，中国人终生发病风险高达 0.3%。此病多在 40 岁以后发病，发病年龄高峰在 60～79 岁，我国肺癌在癌症死因构成中已超过 20%。世界卫生组织预测，到 2025 年，我国每年新增肺癌病例将超过 100 万，成为世界第一肺癌大国。此病的高死亡率主要源于发现时已属晚期，因此若能早发现、早预防及早治疗，则可控制肺癌迅猛的发病势头，减轻家庭和社会的负担。

在分子遗传学意义上肺癌的发生有 24.68% 是由遗传因素决定的（即遗传度为 24.68%），其他影响因素为环境和生活习惯。

（二）肺癌风险基因及基因组导向下健康管理建议[34～42]

TP53

TP53（tumor protein p53，肿瘤蛋白 p53）基因位于 17 号染色体短臂 1 区 3 号带，全长约 19kb，包含 7 个外显子，编码 393 个氨基酸。

TP53 基因是目前发现的与肿瘤相关性最高的一种抑癌基因。该基因编码的肿瘤蛋白 p53 是一种 DNA 结合蛋白，应答于细胞压力，调节与细胞周期阻滞、细胞凋亡、衰老、DNA 修复相关的基因的表达。

突变基因可能使得此蛋白质不具有 DNA 结合功能，导致抑癌功能失活。

研究发现，*TP53* 基因上的 C 等位基因与肺癌发病风险的增高相关，同时该突变位点还与宫颈癌、胃癌、卵巢癌等发病风险的增高相关，携带者应对相关方面提高警惕。

研究表明，食用贮藏条件差的花生及谷物（含有黄曲霉），长期暴露于烟草、废气、汽油及金属冶炼、电子工业等砷含量多的环境，都使得此基因突变的概率增大、肺癌发病风险升高。

XPC（保护性位点）

XPC（xeroderma pigmentosum complementation group C，着色性干皮病互补组 C）基因位于 3 号染色体短臂 2 区 5 号带，全长约 34kb，包含 16 个外显子，编码 940 个氨基酸。

XPC 基因编码的 XPC 蛋白是核苷酸切除修复（nucleotide excision repair，NER）途径的一种作用元件，在整个基因组核苷酸切除修复的早期阶段起着很重要的作用。

风险等位基因可能导致 DNA 修复能力下降，增加肺癌的发病风险。

研究证实，*XPC* 基因上的 G 等位基因与肺癌发病风险增高相关。

吸烟使得有害物质积累，使肺癌的发病风险增高；而喝茶则能降低癌症的发病风险。因此建议突变基因携带者在日常生活中应该戒烟并适量喝茶。

DAB2IP

DAB2IP（DAB2 interacting protein，DAB2 反应蛋白）基因位于 9 号染色体长臂 3 区 3 号带，全长 218kb，含有 17 个外显子，编码 1065 个氨基酸。

DAB2IP 基因编码的 GTP 酶活化蛋白（GTPase-activating protein，GAP）可行使肿瘤抑制功能。

突变可能使得该基因功能失活，从而使得肿瘤抑制功能减弱。

研究证实，该基因上的 A 等位基因与肺癌发病风险的增高相关，同时该突变位点与前列腺癌的发病风险增高相关，携带者应对相关方面提高警惕。

ABCC1

ABCC1（ATP-binding cassette, superfamily C, member 1，ATP-结合盒超家族 C 成员 1）基因位于 16 号染色体短臂 1 区 3 号带，全长 193kb，包含 30 个外显子，编码 1473 个氨基酸。

ABCC1 基因编码 ATP 结合盒（ATP-binding cassette，ABC）转运蛋白超家族中的一员，该蛋白质穿梭于细胞内外转运有机阴离子、半胱氨酸等分子。*ABCC1* 基因在正常情况下可去除肺部的致癌物质，防止吸入毒素导致肺癌。

突变基因可能导致致癌物质不能被有效转运，从而引发肺癌。

研究证实，该基因上的 T 等位基因与肺癌发病风险的增高相关。

ABCB1

ABCB1（ATP-binding cassette，superfamily B，member 1，ATP-结合盒超家族 B 成员 1）基因位于 7 号染色体长臂 2 区 1 号带，全长 209kb，包含 28 个外显子，编码 1280 个氨基酸。

ABCB1 基因编码 ATP 结合盒（ATP-binding cassette，ABC）转运蛋白超家族中的一种膜连蛋白，可作为 ATP-依赖的药物外排泵，减少耐药细胞中的药物积累，还能在血脑屏障中行使转运功能。

突变基因可能导致有害物质不能被有效转运，从而引发肺癌。

研究证实，该基因上的 G 等位基因与肺癌发病风险的增高相关。

CYP1A1

CYP1A1（cytochrome P450，family 1，subfamily A，polypeptide 1，细胞色素 P450 1A1）基因位于 15 号染色体长臂 2 区 4 号带，全长 5.9kb，包含 7 个外显子，编码 513 个氨基酸。

CYP1A1 基因编码的 AHH（芳香烃羟化酶）是许多多环芳香烃、一些前致癌物和某些毒素物质的主要代谢酶，由它负责将前致癌物激活，或将体内毒性外源物代谢成解毒产物。

突变基因可能使得酶活性增加，机体对致癌物质的敏感性增加，患肺癌的危险性升高。

研究证实，CYP1A1 基因上的 C 等位基因型与肺癌发病风险增高相关，同时该突变位点还与肝癌、转移性乳腺癌发病风险的增高相关，携带者应对相关方面提高警惕。

研究发现，烟焦油使得 CYP1A1 基因的表达上调，增加了人群肺癌的发病风险，而大豆异黄酮能有效抑制此酶的活性而行使抗癌的功能。因此建议突变基因携带者在日常生活中应尽可能避免吸烟及二次吸烟，避免接触煤烟、熏肉等多环芳烃类物质，多吃大豆等大豆异黄酮丰富的食物。

GTF2H1

GTF2H1（the p62 subunit of the multiprotein complex transcription factor ⅡH，多蛋白复合体 ⅡH 转录因子 p62 亚基）基因位于 11 号染色体短臂 1 区 5 号带和 14 号带之间，全长约 45kb，包含 15 个外显子，编码 548 个氨基酸。

GTF2H1 基因与致癌过程中的很多因子相互作用参与核苷酸切除修复和转录调节。突变基因可能改变基因的转录使得机体对肺癌的敏感性增加。

研究证实，GTF2H1 基因上多个风险等位基因都与肺癌发病风险的增高相关，同时该基因上的突变还与结肠癌发病风险的增高相关，携带者应对相关方面提高警惕。

MLH1

MLH1 (MutL homolog 1, colon cancer, nonpolyposis type 2, 2 型结肠癌非息肉病 MutL 同源物 1) 基因位于 3 号染色体短臂 2 区 1 号带，全长约 58kb，包含 19 个外显子，编码 756 个氨基酸。

MLH1 基因编码一种错配修复蛋白，能保持基因组稳定，确保 DNA 复制保真性。

突变基因可能使得 MLH 的表达下调，使得错配修复功能降低，增加了人群癌症的发病风险。

研究表明，该基因上 G 等位基因与肺癌的发病风险增高相关。同时，该突变位点还与结肠癌的发病风险增高相关，携带者应对相关方面提高警惕。

CYP2A13

CYP2A13 (cytochrome P450, family 2, subfamily A, polypeptide 13, 细胞色素 P450 2A13) 基因位于 19 号染色体长臂 1 区 3 号带，全长 7.7kb，包含 9 个外显子，编码 495 个氨基酸。

CYP2A13 蛋白主要在呼吸道表达，可代谢吸烟过程中产生的致癌物亚硝胺。

突变基因可能降低 CYP2A13 酶的活性，导致亚硝胺的浓度增加，引起 DNA 的损伤及染色体畸变，增加肺癌的发病风险。

研究证实，CYP2A13 基因上的 C 等位基因与肺癌发病风险增高相关。

SULT1A1

SULT1A1 (sulfotransferase family, cytosolic, 1A, phenol-preferring, member 1, 喜苯酚胞质磺基转移酶 1A1) 基因位于 16 号染色体短臂 1 区 2 号带，全长约 18kb，包含 6 个外显子，编码 218 个氨基酸。

SULT1A1 基因编码的磺基转移酶是催化多种内源性和外源性复合物硫酸化代谢的关键酶，参与了食物及烟草中致癌物的生物转化。

突变基因可显著降低该酶的活性及热稳定性，使得致癌物累积，从而增加肺癌的发病风险。

研究发现，SULT1A1 基因上的 A 等位基因与肺癌发病风险增高相关，这种相关性在吸烟人群尤其显著，同时该突变位点还与食管癌、乳腺癌、尿路移行性细胞癌、子宫肌瘤发病风险的增高相关，携带者应对相关方面提高警惕。

（三）肺癌风险综合评估

综合肺癌的发病因素，可以对其发病风险进行综合评估（表 3-19）。

表 3-19　肺癌风险综合评估

危险因素		本次结果
一般因素	年龄	
	性别	
	家族病史	
	患病史	
遗传因素（内因）	肺癌	
生活方式与环境危险因素（外因）	吸烟/二手烟	
	氡污染（家居污染）	
	长期接触粉尘、石棉	
	长期接触砷、镉、镍	
	长期接触多环芳烃类致癌物	
	长期接触亚硝胺类致癌物	
	营养失衡	
	长期接触厨房油烟	
	体重偏轻［BMI（体重指数）＜20］	
相关疾病	哮喘	
	慢性阻塞性肺气肿	
	肺炎	
	肺结核	

八、乳腺癌

（一）乳腺癌概述及其遗传度

乳腺癌是乳腺上皮细胞在多种致癌因子作用下发生了基因突变，致使细胞增生失控之后发生的。由于癌细胞的生物行为发生了改变，呈现出无序、无限制的恶性增生。它的组织学表现形式是大量幼稚化的癌细胞无限增殖和无序状地拥挤成团，挤压并侵蚀破坏周围的正常组织，破坏乳房的正常组织结构。乳腺癌可分为非浸润性癌、早期浸润性癌、浸润性特殊型癌和浸润性非特殊型癌四大类。

20 世纪以来，乳腺癌的发病率在世界各地均有上升的趋势。在欧洲、北美占女性恶性肿瘤发病的第一、第二位。中国于 20 世纪 90 年代初有乳腺癌患者

20 万，每年新发病例约 5 万。

　　流行病学调查发现，5%～10%的乳腺癌是家族性的。如有一位近亲患乳腺癌，则患病的危险率增加 1.5～3 倍；如有两位近亲患乳腺癌，则患病率将增加 7 倍。发病的年龄越小，亲属患乳腺癌的危险越大。由此可以证明，乳腺癌遗传是很有可能的，有明显的家族遗传倾向。

　　全国肿瘤登记地区女性乳腺癌的发病率为 42.55/10 万，中国人口标化率为 23.16/10 万。城市地区女性乳腺癌发病率（51.91/10 万）显著高于农村地区（23.12/10 万）。女性乳腺癌发病率在 0～24 岁年龄段处于较低水平，25 岁后迅速上升，发病率在 50 岁达到高峰，之后逐渐下降（数据来源：《2012 中国肿瘤登记年报》80 页）。乳腺癌遗传度为 35.6%±5.8%。

（二）乳腺癌的风险基因及基因组导向下健康管理建议[43~51]

BRCA1

　　BRCA1（breast cancer 1，乳腺癌 1）基因位于 17 号染色体长臂 2 区 1 号带，全长 117kb，包含 22 个外显子，编码 1863 个氨基酸。

　　BRCA1 基因是一种与家族性乳腺癌、家族性卵巢癌密切相关的抑癌基因。*BRCA1* 与细胞周期调控、胚胎生长发育、DNA 损伤修复和转录调控有关，可以诱导 DNA 损伤细胞凋亡，并维持基因组稳定。正常情况下 *BRCA1* 参与受损 DNA 修复，1/3 的家族性乳腺癌患者可以检测出 *BRCA1* 突变，携带者 70 岁时发生乳腺癌的风险将积累到 80%。

　　突变基因编码的蛋白质表现为功能降低或丢失，不能够正常参与受损 DNA 的修复，进而促进乳腺癌的发生、发展。

　　研究显示，*BRCA1* 基因多个位点与乳腺癌发病风险增高相关，该结果在缺乏锻炼和肥胖人群中尤其显著。

　　研究证实，染料木黄酮可以抑制 *BRCA1* 突变型乳腺癌的发展，白藜芦醇可以阻止 *BRCA1* 基因的遗传沉默，降低子宫内膜癌的发病风险。因此建议您在健康管理师的指导下适量补充相关营养素，并注意锻炼以控制体重。

BRCA2

　　BRCA2（breast cancer 2，乳腺癌 2）基因位于 13 号染色体长臂 1 区 2 号带 3 亚带，全长 84kb，包含 27 个外显子，编码 3419 个氨基酸。

　　BRCA2 基因参与受损 DNA 修复，可保持染色体结构的完整性。

　　突变基因可使基因的 DNA 修复功能降低或功能丢失，乳腺癌的发病风险增高。研究显示，1/3 的家族性乳腺癌患者可以检测出 *BRCA2* 突变，在男性乳腺癌家族中，其突变发生率高达 80%。

　　研究证实，*BRCA2* 基因的多个位点与乳腺癌发病风险增高相关，该结果在缺乏锻炼和肥胖人群中尤其显著。

研究显示，异黄酮可以上调 BRCA2 基因的表达，使得乳腺癌的发病风险降低。环境荷尔蒙的改变（如口服避孕药）可使得突变基因携带者的癌症发病风险增高。因此建议您在健康管理师的指导下适量补充异黄酮并避免接触环境荷尔蒙，并注意锻炼以控制体重。

DRD3

DRD3（dopamine receptor D3，多巴胺受体 D3）基因位于 3 号染色体长臂 1 区 3 号带，全长 50kb，包含 7 个外显子，编码 401 个氨基酸。

DRD3 基因编码的多巴胺受体 D3 能抑制 G 蛋白的活性，从而抑制腺苷酸环化酶（AC）将 ATP 转化为环磷酸腺苷（cAMP），并抑制蛋白激酶 A（PKA）的活化。研究证实，PKA 在乳腺癌的发生过程中起重要作用，在癌组织中 PKA 呈过表达。

突变基因可使多巴胺受体 D3 活性降低，其抑制 PKA 活化的能力也降低，导致下游与细胞增殖甚至恶性转变相关的信号通路活化，从而参与乳腺癌的发生、发展。

研究证实，DRD3 基因上的 G 等位基因与乳腺癌发病风险增高相关。

研究表明，薰衣草油能上调 DRD3 基因的表达，降低乳腺癌的发病风险，而吸烟能降低 DRD3 基因的表达，且降低程度与吸烟量呈正相关。因此建议您在健康管理师的指导下补充相关营养素或富含这些物质的食物，并注意戒烟。

FGFR2

FGFR2（fibroblast growth factor receptor 2，成纤维细胞生长因子受体 2）基因位于 10 号染色体长臂 2 区 6 号带，全长 116kb，包含 15 个外显子，编码 710 个氨基酸。

FGFR2 基因编码的成纤维细胞生长因子受体 2 是一个跨膜酪氨酸激酶，它能够与成纤维细胞生长因子（FGF）相互作用，参与细胞的增殖、生长、侵袭、运动等过程，同时还能促进血管生成。研究证实，在乳腺癌细胞系或乳腺癌组织中均发现了 FGFR2 基因功能发生障碍或呈过表达。

突变基因可影响 FGFR2 的表达水平，促进细胞的增殖和迁移，促进乳腺上皮细胞的转化，并最终导致乳腺癌的发生、发展。

研究证实，FGFR2 基因上的 A 等位基因与乳腺癌发病风险的增高相关。

FLT1（保护性位点）

FLT1（fms-related tyrosine kinase 1，fms-相关酪氨酸激酶 1）基因位于 13 号染色体长臂 1 区 2 号带 2 亚带和 3 亚带之间，全长 195kb，包含 30 个外显子，编码 1339 个氨基酸。

　　FLT1 基因编码的 fms-相关酪氨酸激酶 1 又称为血管内皮生长因子受体 1（VEGFR1），其可与血管内皮生长因子 A（VEGFA）和 VEGFB 相互作用，介导血管新生和形成，而这种作用在乳腺癌病理条件下更为显著。

　　突变基因可增强 FLT1 蛋白的活性，促使乳腺癌细胞周围血管生成，导致血管增生和癌细胞转化，参与乳腺癌的发生、发展。

　　研究证实，*FLT1* 基因上的 A 等位基因与乳腺癌发病风险的增高相关。

　　研究显示，富含蓝莓的饮食可以降低 *FLT1* 基因的转录水平，降低乳腺癌的发病风险。因此建议您在健康管理师的指导下注意补充该类营养素，并养成良好的饮食习惯。

HER2

　　HER2（human epidermal growth factor receptor 2，人表皮生长因子受体 2）基因位于 17 号染色体长臂 1 区 2 号带，全长 40kb，包含 30 个外显子，编码 1226 个氨基酸。

　　HER2 基因编码的人表皮生长因子受体 2 能与表皮生长因子受体家族蛋白紧密结合，增强许多激酶介导的下游信号通路的活化，从而参与细胞生长、增殖及存活的调控过程。该基因在正常组织中表达水平非常低，而在肿瘤中过表达。

　　突变基因可影响人表皮生长因子受体 2 跨膜结构的疏水性，并能稳定受体蛋白的二聚体构象，使得受体跨膜结构改变并产生受体自活化现象，从而导致乳腺癌的发生、发展。

　　研究证实，*HER2* 基因上的 G 等位基因与乳腺癌发病风险增高相关。

　　研究显示，单不饱和脂肪酸油酸（OA，18：1n-9）、ω-3 多不饱和脂肪酸 α-亚麻酸（ALA，18：3 n-3）、ω-3 多不饱和脂肪酸二十二碳六烯酸（DHA，22：6 n-3）和姜黄素能下调 *HER2* 基因的表达，降低乳腺癌的发病风险。而 ω-6 多不饱和脂肪酸亚油酸（LA，18：2 n-6）和大黄素能上调 *HER2* 基因的表达，促进乳腺癌的发生。因此建议您在健康管理师的指导下补充相关营养素并注意合理膳食。

MUTYH

　　MUTYH［MutY homolog（*Escherichia coli*），大肠杆菌 MutY 同源物］基因位于 1 号染色体短臂 3 区 4 号带，全长 11kb，包含 16 个外显子，编码 522 个氨基酸。

　　MUTYH 基因编码的大肠杆菌同源 MutY 蛋白是一个 DNA 糖基化酶，主要参与 DNA 氧化损伤的修复。当 DNA 骨架上的鸟嘌呤（A）与鸟嘌呤（A）、胞嘧啶（C）或 8-羟基鸟嘌呤（8-oxoguanine）错配时，MUTYH 蛋白能将其切除，并介导 DNA 的修复。

　　突变基因可导致 *MUTYH* 基因功能缺失，造成损伤的 DNA 无法修复，细胞基因突变的概率增大，并最终发展为恶性增殖细胞，参与乳腺癌的发生、发展。

研究证实，该基因上的 I 等位基因与乳腺癌发病风险的增高相关，同时该变异位点也与 2 型糖尿病发病风险的增高相关，携带者应对相关方面提高警惕。

研究显示，槲皮素可增强 MUTYH 基因的表达，白藜芦醇可防止 DNA 的氧化损伤，降低乳腺癌的发病风险，而吸烟可造成 DNA 的氧化损伤，促进乳腺癌的发生。因此建议您在健康管理师的指导下补充富含槲皮素或白藜芦醇的食物，并注意戒烟，避免吸入二手烟。

PALB2

PALB2（partner and localizer of BRCA2，BRCA2 伴随定位）基因位于 16 号染色体短臂 1 区 2 号带，全长 38kb，包含 13 个外显子，编码 1187 个氨基酸。

PALB2 基因编码的 BRCA2 伴随定位蛋白可以与 BRCA2 结合并共定位，稳定其核内构象，并促进 BRCA2 的聚集。BRCA2 基因编码的蛋白质参与 S 期 DNA 损伤修复，可保持染色体结构的完整性，防止乳腺上皮细胞的癌变。

突变基因可降低 PALB2 基因的表达水平，从而影响 BRCA2 基因功能，导致 DNA 修复功能降低或功能丢失，促进乳腺癌的发生、发展。

研究证实，PALB2 基因上的多个位点与乳腺癌发病风险的增高相关。

RYR3

RYR3（ryanodine receptor 3，兰尼碱受体 3）基因位于 15 号染色体长臂 1 区 4 号带，全长 555kb，包含 104 个外显子，编码 4871 个氨基酸。

RYR3 基因编码的兰尼碱受体 3 主要负责细胞内质网储存的 Ca^{2+} 的释放。Ca^{2+} 是细胞内重要的第二信使，它能活化细胞内 Wnt 信号通路，抑制细胞增殖并促进细胞分化。同时，它还能抑制 Ras 通路的活化，从而抑制细胞增殖并促细胞凋亡。

突变基因可降低 RYR3 蛋白的活性，减少细胞 Ca^{2+} 的内流，从而导致细胞的恶性增殖，并最终参与乳腺癌的发生、发展。

研究证实，RYR3 基因上的 G 等位基因与乳腺癌发病风险的增高相关，同时该位点也与直肠癌的发病风险增高相关，携带者应对相关方面提高警惕。

TP53

TP53（tumor protein p53，肿瘤蛋白 p53）基因定位于 17 号染色体短臂 1 区 3 号带，全长约 19kb，包含 7 个外显子，编码 393 个氨基酸。

TP53 是最重要的抑癌基因，其编码的肿瘤蛋白 p53 是细胞生长周期中的负调控因子，它能活化 p21 蛋白，从而诱导细胞周期阻滞、DNA 修复，以及细胞衰老和凋亡。

　　突变基因可降低肿瘤蛋白 p53 活性，使其失去对细胞周期的负调控作用，增加 DNA 错配及突变概率，引起细胞的恶性增殖，从而导致乳腺癌的发生、发展。

　　研究证实，*TP53* 基因上的多个风险等位基因与乳腺癌的发病风险增高相关，同时这些位点也与食管癌、胃癌、结直肠癌发病风险的增高相关，携带者应对相关方面提高警惕。

　　研究显示，食用贮藏条件差的花生及谷物（含有黄曲霉），长期暴露于烟草、废气、汽油及金属冶炼、电子工业等砷含量多的环境，都可使 *TP53* 基因突变的概率增大、乳腺癌发病风险升高。因此建议您在健康管理师的指导下注意饮食并避开这些不良环境。

VEGFA

　　VEGFA（vascular endothelial growth factor A，血管内皮生长因子 A）基因位于 6 号染色体短臂 1 区 2 号带，全长 162kb，包含 8 个外显子，编码 216 个氨基酸。

　　血管内皮生长因子 A（VEGFA）是 VEGF 家族的主要有丝分裂原，它具有多种生理学效应，包括诱导血管新生和形成、促进内皮细胞生长及迁移和抑制细胞凋亡等。

　　突变位点位于 *VEGFA* 基因相关的调控元件中，能增强 *VEGFA* 基因的表达，促进细胞的增殖和迁移，导致乳腺癌的发生、发展。

　　研究证实，*VEGFA* 基因上的 A 等位基因与乳腺癌发病风险的增高相关，同时该位点也与系统性红斑狼疮发病风险的增高相关，携带者应对相关方面提高警惕。

　　研究显示，人乳头瘤状病毒、过氧亚硝酸盐、马兜铃酸和缺氧环境都可导致 *VEGFA* 基因过表达，促进乳腺癌的发生，而高三尖杉酯碱可下调 *VEGFA* 基因的表达，降低乳腺癌的发病风险。因此建议您在健康管理师的指导下合理饮食，并加以适当有氧运动。

VTCN1

　　VTCN1（V-set domain containing T cell activation inhibitor 1，含 V 型结构域的 T 细胞激活抑制因子 1）基因位于 1 号染色体短臂 1 区 3 号带，全长 67kb，包含 6 个外显子，编码 283 个氨基酸。

　　VTCN1 基因编码的含 V 型结构域的 T 细胞激活抑制因子 1（VTCN1）表达于抗原提呈细胞表面，它能与 T 细胞表面受体结合的配体相互作用，抑制 T 细胞的活化和增殖，从而抑制能杀死肿瘤细胞的细胞毒性 T 细胞和细胞因子（如白细胞介素-2、γ 干扰素等）的产生。

突变基因可上调 VTCN1 蛋白的表达水平，肿瘤细胞因此可以逃避 T 细胞的免疫监视，从而得以生存，增殖并扩散，导致乳腺癌的发生、发展。

研究证实，*VTCN1* 基因上的多个位点与乳腺癌发病风险增高相关。

（三）乳腺癌风险综合评估

综合乳腺癌的发病因素，可以对其发病风险进行综合评估（表 3-20）。

表 3-20　乳腺癌风险综合评估

危险因素		本次结果
一般因素	年龄	
	家族病史	
	患病史	
	生育史	
	母乳喂养	
遗传因素（内因）	乳腺癌	
生活方式与环境危险因素（外因）	月经初潮年龄	
	绝经年龄	
	长期使用雌激素（或类雌激素）	
	长期口服避孕药	
	情绪不佳	
	精神压力大	
	超重	
	过量饮酒	
	吸烟	
	高脂饮食	
	运动量小	
	接触放射线	
其他	乳腺增生	
	卵巢疾病	

九、结直肠癌

（一）结直肠癌概述及其遗传度

结直肠癌（又称"大肠癌"）为结肠癌与直肠癌的总称，指大肠黏膜上皮起源的恶性肿瘤，是最常见的消化道肿瘤之一。其发生、发展是一个多步骤、多阶段、多基因参与的过程，是饮食、环境、遗传、疾病等多因素相互作用的结果。结直肠癌可以分为散发性（70％）和遗传性（30％）两种。其中遗传性结直肠癌包括遗传性非息肉性结直肠癌（HNPCC）和家族性腺瘤性息肉病（FAP）。

按组织病理学，结直肠癌可分成如下几种。

1）乳头状腺癌：肿瘤组织全部或大部分呈乳头状结构，发生率为0.8％～18.2％。

2）管状腺癌：肿瘤组织形成腺管状结构，发生率为66.9％～82.1％。

3）黏液腺癌：癌细胞分泌大量黏液并形成"黏液糊"。

4）印戒细胞癌：肿瘤由印戒细胞构成，无腺管状结构。

5）未分化癌：癌细胞弥漫成片或呈团块状浸润性生长，不形成腺管或其他组织结构。

6）腺鳞癌：亦称腺棘细胞癌，此类肿瘤细胞中的腺癌与鳞癌成分混杂相间存在。鳞状细胞癌中以鳞状细胞为主。

7）类癌：起源于神经脊来源的神经内分泌细胞，也可由腺上皮衍化而来。

结直肠癌的发病率和死亡率在我国逐年升高。根据上海的肿瘤登记报告，结直肠癌发病率由20世纪70年代初的12/10万增长到目前的56/10万，增速约为每年4.2％，远超2％的国际水平。

我国常见恶性肿瘤死亡中，结直肠癌患者在男性中占第五位、女性中占第六位。近20年来结直肠癌的发病率在逐渐增加，同时其发病年龄趋向老龄化。

在西方发达国家，结直肠癌是仅次于肺癌的第二位恶性肿瘤。不同国家的发病率可相差60倍。好发部位为直肠及直肠与乙状结肠交界处，占60％。发病多在60～70岁，50岁以下不到20％。年轻人结直肠癌应排除先前存在的溃疡性结肠炎癌变或家族性结直肠癌。男女患病人数之比为2：1。

美国医学遗传学会（ACMG）研究成果表明：分子遗传学意义上遗传因素对肠癌的影响为35％，其余为环境因素。

遗传学有关研究成果表明，有16％～20％的结直肠癌患者的一级亲属也患有结直肠癌。一级亲属中的结直肠癌病史会使这种疾病发生的危险增加大约2倍。

（二）结直肠癌风险基因及基因组导向下健康管理建议[52~60]

MLH1

MLH1（MutL homolog 1, colon cancer, nonpolyposis type 2，2型结肠癌非息肉病 MutL 同源物 1）基因位于 3 号染色体短臂 2 区 1 号带，全长约 58kb，包含 19 个外显子，编码 757 个氨基酸。

MLH1 是一种错配修复基因，表达一种核酸水解酶，在 DNA 的复制过程中

水解错配的碱基，从而使 DNA 能够精确复制。

MLH1 基因上的多个突变都会导致错配修复蛋白的表达量下降、不表达或截短，产生突变表型，引起微卫星不稳定，进而参与结直肠癌的发生、发展。在遗传性非息肉性结直肠癌中，*MLH1* 或 *MSH2* 突变占到 45% 以上，携带 *MLH1* 或 *MSH2* 突变基因的人在 70 岁前发生结直肠癌的风险为 80% 左右。

研究证实，*MLH1* 基因上的多个突变均与结直肠癌发病风险的增高相关，同时这些突变也与食管癌、宫颈癌、子宫内膜癌、前列腺癌、散发性胰岛素瘤、喉鳞癌、甲状腺癌、胃癌发病风险的增高相关，携带者应对相关方面提高警惕。

研究显示，吸烟和饮酒会造成 DNA 损伤，而富含类黄酮的食物如大豆、洋葱、红酒及绿茶等可以保护 DNA 免受损伤，从而降低结直肠癌的发病风险。因此建议您在健康管理师的指导下补充相关营养素，并远离吸烟和饮酒等不良生活方式。

MSH2

MSH2（MutS homolog 2，colon cancer，nonpolyposis type 1，1 型结肠癌非息肉病 MutS 同源物 2）基因位于 2 号染色体短臂 2 区 1 号带，全长 80kb，包含 16 个外显子，编码 935 个氨基酸。

MSH2 是一种错配修复基因，表达一种核酸水解酶，在 DNA 的复制过程中水解错配的碱基，从而使 DNA 能够精确复制。

MSH2 基因上多个碱基的突变或由碱基缺失、插入引起的移码突变会导致下游提前出现终止密码子或者对基因功能产生影响，而使蛋白质截短或功能散失，故 DNA 错配碱基不能修复，引起基因组的不稳定，导致复制错误而发生肿瘤。

研究证实，*MSH2* 基因上的多个突变均与结直肠癌发病风险的增高相关，同时这些突变也与胃癌、胰岛素瘤、白血病、子宫内膜癌、乳腺癌、食管癌、肺癌等疾病发病风险的增高相关，携带者应对相关方面提高警惕。

MSH6

MSH6［MutS homolog 6（*Escherichia coli*），大肠杆菌 MutS 同源物 6］基因位于 2 号染色体短臂 1 区 6 号带，全长 24kb，包含 10 个外显子，编码 1361 个氨基酸。

MSH6 是一种错配修复基因，表达一种核酸水解酶，在 DNA 的复制过程中水解错配的碱基，从而使 DNA 能够精确复制。

MSH6 基因上多个碱基的突变或由碱基缺失、插入引起的移码突变会导致下游提前出现终止密码子或者对基因功能产生影响，而使蛋白质截短或功能散失，故 DNA 错配碱基不能修复，引起基因组的不稳定，导致复制错误而发生肿瘤。

　　研究证实，*MSH6* 基因上的多个突变均与结直肠癌发病风险的增高相关，同时这些突变也与胃癌、子宫内膜癌、食管癌、肺癌等疾病的发病风险增高相关，携带者应对相关方面提高警惕。

　　研究显示，吸烟和饮酒会造成 DNA 损伤，而富含类黄酮的食物如大豆、洋葱、红酒及绿茶等可以保护 DNA 免受损伤，从而降低结直肠癌的发病风险。因此建议您在健康管理师的指导下补充相关营养素，并远离吸烟和饮酒等不良生活方式。

APC

　　APC（adenomatous polyposis coli，腺瘤性结肠息肉病）基因位于 5 号染色体长臂 2 区 1 号带，全长 139kb，包含 16 个外显子，编码 2844 个氨基酸。

　　APC 编码一种抑制肿瘤蛋白，在细胞外信号通路中作为拮抗因子，也参与细胞迁移、细胞黏附、转录激活和细胞凋亡等过程。

　　APC 基因的缺陷会引发家族性腺瘤结肠息肉病（FAP），这种常染色体显性疾病会向恶性肿瘤发展。

　　研究证实，*APC* 基因上的多个突变都会使该蛋白质的表达量下降、不表达或截短，产生突变表型，无法与 β-链蛋白（与细胞相关的钙黏蛋白的组成蛋白）结合并使其降解。进而参与家族性腺瘤结肠息肉病的发生、发展。

　　研究显示，不均衡的饮食习惯如经常吃高油脂、高动物蛋白却很少吃高纤维膳食、水果蔬菜等，以及久坐不运动的不良生活习惯，会大大增加患结直肠癌的风险，所以建议您在健康管理师的指导下合理饮食。

PMS2

　　PMS2（PMS2 postmeiotic segregation increased 2，减数分裂后分离增强蛋白 2）基因位于 7 号染色体短臂 2 区 2 号带，全长 36kb，包含 15 个外显子，编码 863 个氨基酸。

　　PMS2 是一种错配修复基因，它与 MLH1 组成复杂的异质二聚体复合物参与 DNA 的错配修复，从而使 DNA 能够精确复制。基因的突变与遗传性非息肉性结直肠癌有关。

　　PMS2 基因上多个碱基的突变或由碱基缺失、插入引起的移码突变会导致下游提前出现终止密码子或者对基因功能产生影响，而使蛋白质截短或功能散失，故 DNA 错配碱基不能修复，引起基因组的不稳定，导致复制错误而发生肿瘤。

　　研究证实，*PMS2* 基因上的多个突变均与结直肠癌发病风险的增高相关，同时这些突变也与乳腺癌、髓母细胞瘤、B 淋巴细胞瘤、子宫内膜癌等疾病发病风险的增高相关，携带者应对相关方面提高警惕。

　　研究显示，吸烟和饮酒会造成 DNA 损伤，而富含类黄酮的食物如大豆、洋葱、红酒及绿茶等可以保护 DNA 免受损伤，从而降低结直肠癌的发病风险。因此建议您在健康管理师的指导下补充相关营养素，并远离吸烟和饮酒等不良生活方式。

MTHFR

MTHFR（5，10-methylenetetrahydrofolate reductase，亚甲基四氢叶酸还原酶）基因位于1号染色体短臂3区6号带，全长20kb，包含12个外显子，编码657个氨基酸。

MTHFR蛋白是叶酸代谢关键酶，可催化NADPH相关的5，10-二甲基四氢叶酸转化为5-甲基四氢叶酸的不可逆还原反应。5-甲基四氢叶酸为血液中叶酸存在的主要形式。突变基因编码酶活性下降，抑制叶酸合成，影响DNA合成及其稳定性。

*MTHFR*基因上的两个最常见的多态位点C677T和A1298C均会对MTHFR的活性及稳定性产生影响，进而可能参与结直肠癌的发生、发展。

研究证实，*MTHFR*基因上677位C等位基因和1298位A等位基因都与结直肠癌发病风险的增高有关。

CYP2C9

CYP2C9（cytochrome P450，family 2，subfamily C，polypeptide 9，细胞色素P450 2C9）基因位于10号染色体长臂2区3号带，全长50kb，包含9个外显子，编码491个氨基酸。

*CYP2C9*基因编码一种细胞色素氧化酶，该酶在肝脏、肠道和呼吸道等有表达，能羟基化不同性质的底物（苯并芘等），*CYP2C9*基因遗传多态性，导致CYP2C9酶活性有差异，对内源性、外源性物质的代谢存在差异，进而对机体包括疾病的发生产生影响。

*CYP2C9*基因突变导致细胞色素氧化酶活性下降，对致癌物的清除率下降，增加结直肠癌的发病风险。

研究证实，*CYP2C9*基因上多个突变均与结直肠癌发病风险的增高相关，同时这些突变也与高血压病、冠心病发病风险的增高相关，携带者应对相关方面提高警惕。

CYP2E1

CYP2E1（cytochrome P450，family 2，subfamily E，polypeptide 1，细胞色素P450 2E1）基因位于10号染色体长臂2区6号带，全长11.7kb，包含9个外显子，编码494个氨基酸。

*CYP2E1*基因是细胞色素P450（CYP450）酶系重要的编码基因之一，是代谢某些外源性和内源性化合物的重要代谢酶。*CYP2E1*编码的二甲基亚硝胺D-脱甲基酶（dimethylnitrosamine D-demethylase）是参与二甲基亚硝胺及其前体物和低分子质量卤代烃类化合物在体内代谢的主要酶类。*CYP2E1*基因的表达水

平在很大程度上会影响细胞色素 P450 酶的功能，细胞色素 P450 酶系是化学致癌物质代谢活化过程的主要酶系。

CYP2E1 基因上的突变位点位于该基因的转录调控区，该突变可能直接影响下游外显子的表达，从而影响 CYP2E1 酶的活性，使个体对亚硝胺类化合物相关癌症易感性增加，增加外源有害物质对机体的毒性，进而增加了结直肠癌的发病风险。

研究证实，*CYP2E1* 基因上的 T 等位基因与结直肠癌发病风险增高相关，同时该突变也与肺癌、食管癌、胃癌发病风险的增高及慢性苯中毒的易感性增高相关，携带者应对相关方面提高警惕。

研究显示，环境中存在多种致癌物质，如苯并芘、砷、镍、铬、石棉及亚硝胺类物质等，突变基因携带者应避免接触环境中的致癌物质，减小疾病的发生风险。

ALDH2

ALDH2（aldehyde dehydrogenase 2，乙醛脱氢酶 2）基因位于 12 号染色体长臂 2 区 4 号带，全长 43kb，包含 13 个外显子，编码 518 个氨基酸。

ALDH2 基因编码乙醛脱氢酶 2，该酶是乙醇代谢过程中的一种重要的酶。体内乙醇代谢的中间产物乙醛在乙醛脱氢酶催化下转变为无害的乙酸，经三羧酸循环转变为二氧化碳和水。乙醛能在体内与 DNA 形成加合物，并使 DNA 修复能力下降，造成 DNA 损伤和基因突变，进而参与结直肠癌的发生、发展。

ALDH2 基因突变导致氨基酸序列上一个谷氨酸与赖氨酸的互换，使 ALDH2 活性降低，ALDH2 活性低时，体内乙醛代谢减慢，使体内的乙醛蓄积量增加，乙醛可与 DNA 形成加合物，使 DNA 修复能力下降，增加结直肠癌发病风险。

研究证实，*ALDH2* 基因上的 A 等位基因与肠癌发病风险增高相关，同时该突变也与冠心病、心肌梗死、糖尿病、肝癌等发病风险的增高相关，携带者应对相关方面提高警惕。

研究显示，长期过量饮酒会增加 *ALDH2* 基因突变个体患结直肠癌的风险，因此 *ALDH2* 上 A 等位基因的携带者应戒酒或尽可能减少酒精的摄入以降低结直肠癌的发生风险。

MTR

MTR〔5-methyltetrahydrofolate-homocysteine methyltransferase，5-甲基四氢叶酸-高半胱氨酸甲基转移酶（甲硫氨酸合成酶）〕基因位于 1 号染色体长臂 4 区 3 号带，全长 105kb，包含 33 个外显子，编码 1266 个氨基酸。

MTR 基因编码甲硫氨酸合成酶，该酶是一种叶酸代谢过程中的关键酶，编码该酶的基因 *MTR* 的 A2756G 存在单核苷酸多态性，通过影响编码产物的活

性，可能影响叶酸的代谢，该酶活性的升高会促进甲硫氨酸和S-腺苷甲硫氨酸过度合成，导致DNA过甲基化、肿瘤抑制基因的过甲基化，从而抑制其转录子的活性，进而参与结直肠癌的发生、发展。

MTR基因多态位点A2756G，导致天冬氨酸被氨基乙酸所替代，研究认为突变使酶的活性升高，促进甲硫氨酸和S-腺苷甲硫氨酸过度合成，导致肿瘤抑制基因的过甲基化，抑制其转录子的活性，进而与结直肠癌的发病风险增高相关。

研究显示，MTR基因G等位基因与结直肠癌发病风险增高相关。

TP53

TP53（tumor protein p53，肿瘤蛋白p53）基因位于17号染色体短臂1区3号带，全长约19kb，包含7个外显子，编码393个氨基酸。

TP53是最重要的抑癌基因，其编码的肿瘤蛋白p53是细胞生长周期中的负调控因子，它能活化p21蛋白，从而诱导细胞周期阻滞，DNA修复，以及细胞衰老和凋亡，进而可能参与结直肠癌的发生、发展。

TP53基因突变可降低肿瘤蛋白p53活性，使p53对细胞周期的负调控作用降低，增加DNA错配及突变概率，引起细胞的恶性增殖，从参与结直肠癌的发生、发展。

研究证实，TP53基因上的C等位基因与结直肠癌发病风险的增高相关，同时该位点也与肝细胞癌、食管癌、肺癌等多种恶性肿瘤发病风险的增高相关，携带者应对相关方面提高警惕。

研究显示，在饮酒背景下该突变基因携带者结直肠癌风险效应进一步增加，食用贮藏条件差的花生及谷物（含有黄曲霉），长期暴露于烟草、废气、汽油及金属冶炼、电子工业等砷含量多的环境，都可使TP53基因突变的概率增大。因此建议您在健康管理师的指导下合理饮食并避免接触环境中的危险因素。

LBP

LBP（lipopolysaccharide binding protein，脂多糖结合蛋白）基因位于20号染色体长臂1区1号带，全长约29kb，包含14个外显子，编码481个氨基酸。

脂多糖（LPS）结合蛋白（LBP）是存在于正常人和动物血清中的一种糖蛋白。LBP与LPS中的类脂A具有高度亲和性，可作为LPS载体蛋白，催化LPS与受体CD14结合，刺激单核细胞、内皮细胞等，促进肿瘤坏死因子（TNF）等炎性介质的释放；LBP还可作为调理素，促进单核细胞等吞噬调理后的LPS和革兰氏阴性菌，故LBP可以调节LPS所致的炎症反应。

LBP基因突变可使脂多糖结合蛋白和LPS中类脂A的亲和性下降，影响LPS和CD14的结合，使免疫系统的免疫能力下降，进而使结直肠易发生感染、炎症乃至癌变，从而参与结直肠癌的发生、发展。

研究证实，*LBP* 基因上的 G 等位基因与结直肠癌发病风险的增高相关。

研究显示，吸烟和饮酒是携带该突变基因人群患结直肠癌的风险因素，所以建议携带者戒烟、戒酒。

CD14

CD14 （CD14 molecule，LPS 受体 CD14）基因位于 5 号染色体长臂 3 区 1 号带，全长约 2kb，包含 3 个外显子，编码 375 个氨基酸。

CD14 存在于单核/巨噬细胞、粒细胞的表面，作为细菌的脂多糖受体参与对革兰氏阴性菌的吞噬与消化，起到抗感染作用。

CD14 基因突变可使机体的免疫系统失去处理幽门螺旋杆菌 LPS 等病原的能力，进而使结直肠易发生感染、炎症乃至癌变，从而参与结直肠癌的发生、发展。

研究证实，*CD14* 基因上的 G 等位基因与结直肠癌发病风险的增高相关，同时也与胃癌、前列腺癌等发病风险的增高相关，携带者应对相关方面提高警惕。

研究显示，饮酒是携带 *CD14* 突变基因人群患结直肠癌的危险因素，所以建议携带者尽量减少饮酒。

JUN

JUN （jun proto-oncogene，原癌基因 c-jun）基因位于 1 号染色体短臂 3 区 1 号带，全长约 3.3kb，包含 1 个外显子，编码 331 个氨基酸。

JUN 是一种核内原癌基因，与多种癌症的发生相关，在促性腺激素、生长因子、佛波酯和神经递质作用下，能即刻、短暂表达，故被称为立早基因，该基因参与细胞增殖和凋亡的调控，其表达异常增加时可促进肿瘤形成。

JUN 基因突变提升了原癌基因转录活性和蛋白质表达水平，进而参与结直肠癌的发生、发展。

研究证实，*JUN* 基因上的 G 等位基因与结直肠癌发病风险的增高相关。

8q24

8q24 基因位于 8 号染色体短臂 2 区 4 号带。

研究显示，该位点位于 *TCF4* 基因的转录增强子区域和 *TCF4* 绑定区域，多数的 CRC 发生中该转录子区域都被激活。

该位点的突变影响附近基因的表达进而参与结直肠癌的发生、发展。

研究证实，该基因 rs6983267 位点的 G 等位基因与结直肠癌发病风险的增高相关。

病例对照和 META 分析结果均显示该位点和结直肠癌的发生存在显著相关关系。

IL-16

IL-16 （interleukin-16，白细胞介素-16）基因位于 15 号染色体长臂 2 区 6 号

带，全长约 116kb，包含 19 个外显子，编码 1331 个氨基酸。

白细胞介素-16 是一个多功能的细胞因子，在炎性疾病和肿瘤的发生、发展过程中起着基础性作用，调节个体对结直肠癌的易感性。主要由活化的 CD8$^+$ T 细胞产生，受体是 CD4，能趋化 CD4$^+$ T 细胞、单核细胞和嗜酸性粒细胞，诱导 T 细胞和单核细胞表达 IL-2R 和 HLAII 类分子，进而产生生物学效应。

IL-16 基因突变导致产生的细胞因子及其活性改变，影响趋化 CD4$^+$ 细胞的能力，进而可能参与结直肠癌的发生、发展。

研究证实，IL-16 基因上的 G 等位基因与结直肠癌的发病风险增高相关。

REV3L

REV3L [REV3-like, polymerase (DNA directed), zeta, catalytic subunit, 类 REV3 DNA 多聚酶ζ催化亚基] 基因位于 6 号染色体长臂 2 区 1 号带，全长约 184kb，包含 32 个外显子，编码 3131 个氨基酸。

REV3L 基因编码 DNA 多聚酶ζ的催化亚基，该亚基是 DNA 多聚酶ζ的催化亚单位，对维护基因组稳定起着重要作用，是一种肿瘤易感性的候选基因。

REV3L 基因突变影响 DNA 多聚酶ζ的结构和功能，影响 DNA 多聚酶ζ的催化亚单位，进而影响 DNA 的跨损伤修复过程，影响基因组稳定性，参与结直肠癌的发生、发展。

研究证实，REV3L 基因上的 T 等位基因与结直肠癌发病风险的增高相关，同时该位点也与非小细胞肺癌发病风险的增高相关，携带者应对相关方面提高警惕。

研究显示，吸烟和饮酒会造成 DNA 损伤，而富含类黄酮的食物如大豆、洋葱、红酒及绿茶等可以保护 DNA 免受损伤，从而降低结直肠癌的发病风险。因此建议您在健康管理师的指导下补充相关营养素，并远离吸烟和饮酒等不良生活方式。

RAD18

RAD18 [RAD18 homolog (Saccharomyces cerevisiae)，啤酒酵母 RAD18 同源物] 基因位于 3 号染色体短臂 2 区 5 号带，全长约 86kb，包含 13 个外显子，编码 496 个氨基酸。

RAD18 基因编码在真核生物中十分保守的泛素 E3 连接酶，该酶和泛素 E2 连接酶组成 E3-E2 复合物，该复合物在增殖细胞核抗原（PCNA）的泛素化过程中起到重要作用，被泛素化后的 PCNA 进而招募一系列非特异性 DNA 合成酶到 DNA 损伤位点，从而完成在 DNA 损伤存在条件下的 DNA 合成。

RAD18 基因突变可能通过影响泛素 E3 连接酶的结构或者功能使该酶与泛素 E2 连接酶和其组成的复合物受到影响，影响 DNA 的损伤修复过程，进而参与结直肠癌的发生、发展。

研究证实，RAD18 基因上的 A 等位基因与结直肠癌发病风险的增高相关，同时该位点也与非小细胞肺癌发病风险的增高相关，携带者应对相关方面提高警惕。

十、食管癌

（一）食管癌概述及其遗传度

食管癌是指由食管鳞状上皮或腺上皮的异常增生所形成的恶性病变。其发展一般经过上皮不典型增生、原位癌、浸润癌等阶段。食管鳞状上皮不典型增生是食管癌的重要癌前病变，由不典型增生到癌变一般需要几年甚至十几年。食管癌的遗传度约为 30%。

（二）食管癌风险基因及基因组导向下健康管理建议[61~69]

XRCC1

XRCC1（X-ray repair cross-complementary group 1，X 射线交错互补修复基团 1）基因位于 19 号染色体长臂 1 区 3 号带，全长 33kb，包含 17 个外显子，编码 634 个氨基酸。

XRCC1 基因编码的蛋白质主要参与由过氧化物、紫外线、电离辐射或烷化剂造成 DNA 单链损伤的修复。通过与 DNA 连接酶Ⅲ、DNA 聚合酶 β、ADP 核糖聚合酶的相互作用，XRCC1 蛋白参与碱基的切除，从而修复损伤的 DNA。

突变基因可降低 XRCC1 蛋白对 DNA 损伤的修复能力，从而参与食管癌的发生、发展。

研究证实，XRCC1 基因上的多个等位基因与食管癌发病风险的增高相关，同时这些变异位点也与青光眼、肺癌、神经胶质瘤、胰腺癌、系统性红斑狼疮、头部颈部癌症、杜列特氏综合征、黑色素瘤发病风险增高相关，携带者应对相关方面提高警惕。

研究证实，吸烟、饮酒会造成 DNA 损伤，增加食管癌的发病风险。而富含类黄酮的食物如大豆、洋葱、红酒、绿茶及覆盆子汁等可以保护 DNA 免受损伤，降低 XRCC1 蛋白的修复压力，减少食管癌的发病风险。因此建议您在健康管理师的指导下适量补充相关营养素，并注意戒烟、戒酒。

TP53

TP53（tumor protein p53，肿瘤蛋白 p53）基因位于 17 号染色体短臂 1 区 3 号带，全长约 19kb，包含 7 个外显子，编码 393 个氨基酸。

TP53 基因是目前发现的与肿瘤相关性最高的一种抑癌基因。该基因编码的肿瘤蛋白 p53 是一种 DNA 结合蛋白，应答于各种细胞压力，调节细胞周期阻滞、细胞凋亡、衰老、DNA 修复等相关基因的表达。

突变基因使 TP53 蛋白不具有 DNA 结合功能，导致抑癌功能失活，参与食管癌的发生、发展。

研究发现，*TP53* 基因上的 C 等位基因与食管癌发病风险的增高相关，同时该变异位点还与宫颈癌、胃癌、卵巢癌、肺癌等发病风险的增高相关，携带者应对相关方面提高警惕。

研究表明，食用贮藏条件差的花生及谷物（含有黄曲霉），长期暴露于烟草、废气、汽油及金属冶炼、电子工业等砷含量多的环境，都使得此基因突变的概率增大、食管癌发病风险升高，因此建议您在健康管理师的指导下避免接触此类物质。

ALDH2

ALDH2（aldehyde dehydrogenase 2，乙醛脱氢酶 2）基因位于 12 号染色体长臂 2 区 4 号带，全长 43kb，包含 13 个外显子，编码 518 个氨基酸。

ALDH2 基因编码的 ALDH2 蛋白属于乙醛脱氢酶家族，是乙醇代谢途径中最重要的酶之一，主要功能是将乙醇的中间代谢产物——乙醛从体内清除，在肝和胃中表达量高。

突变基因可使乙醛脱氢酶 2 催化效率下降，乙醛在体内大量累积，参与食管癌的发生、发展。

研究证实，*ALDH2* 基因上的 G 等位基因与食管癌发病风险增高相关，同时该变异位点也与结直肠癌、头颈部鳞状细胞癌、消化道癌、冠心病及吸烟人群肺癌发病风险的增高相关，携带者应对相关方面提高警惕。

研究表明，该关联性在吸烟、饮酒人群中尤为显著，因此建议您在健康管理师的指导下合理控制烟、酒的摄入。

PLCE1

PLCE1（phospholipase C epsilon 1，磷脂酶 C ε1）基因位于 10 号染色体长臂 2 区 3 号带，全长 334kb，包含 33 个外显子，编码 2303 个氨基酸。

PLCE1 基因编码的磷脂酶 C 可以催化 4,5-二磷酸磷脂酰肌醇水解产生两个第二信使：1,4,5-三磷酸肌醇（IP3）和二酰基甘油（DAG），随后这些第二信使参与细胞的调节过程，影响细胞的生长、分化及基因表达。

突变基因通过影响第二信使的产生，影响细胞从外到内信号的传导，导致异常的细胞生长、分化和血管再生，参与食管癌的发生、发展。

研究证实，*PLCE1* 基因上的 G 等位基因与食管癌发病风险增高相关，同时该变异位点也与胃癌发病风险的增高相关，携带者应对相关方面提高警惕。

SLC52A3（保护性位点）

SLC52A3（solute carrier family 52, riboflavin transporter member 3, 溶质

运载蛋白家族 52，核黄素转运蛋白成员 3，又称 *RFT2*、*C20orf54*）基因位于 20 号染色体短臂 1 区 3 号带，全长 8504bp，包含 5 个外显子，编码 470 个氨基酸。

　　SLC52A3 基因编码的 SLC52A3 是一种跨膜蛋白，介导细胞摄取核黄素，在大肠中高表达。核黄素缺乏可导致食管上皮和胃黏膜萎缩、角化过度、溃疡等病变，在此基础上易被芳香烃和亚硝胺类等致癌物诱发各种癌症。

　　突变基因可下调 *SLC52A3* 基因的表达，导致核黄素缺乏，增加食管癌的发病风险。

　　研究证实，*SLC52A3* 基因上的 T 等位基因与食管癌发病风险的增高相关。

CYP2A6（保护性位点）

　　CYP2A6（cytochrome P450，family 2，subfamily A，polypeptide 6，细胞色素 P450 2A6）基因位于 19 号染色体长臂 1 区 3 号带，全长 6909bp，包含 9 个外显子，编码 495 个氨基酸。

　　CYP2A6 是 CYP2A 亚家族重要成员之一，约占整个 P450 酶系统的 5%，编码香豆素 7-羟化酶，在许多外源性化学物质的代谢中起重要作用，并参与许多前致癌物的代谢活化。

　　突变基因可导致前致癌物的代谢活化及失活失衡，参与食管癌的发生、发展。

　　研究证实，*CYP2A6* 基因上的 G 等位基因与食管癌发病风险的增高相关。该关联性在吸烟和饮酒人群中更为显著，同时食用色素靛蓝可以抑制 *CYP2A6* 的活性，增加食管癌的发病风险。因此建议您在健康管理师的指导下保持良好的生活习惯，并注意戒烟、戒酒。

CASP8（保护性位点）

　　CASP8（apoptosis-related cysteine peptidase，caspase 8，凋亡相关的半胱天冬酶 8）基因位于 2 号染色体长臂 3 区 3 号带，全长 54kb，包含 10 个外显子，编码 497 个氨基酸。

　　CASP8 基因编码的凋亡相关的半胱氨酸蛋白酶 8 是由死亡受体-配体相互作用介导的细胞凋亡过程中的起始型半胱氨酸蛋白酶，是 Fas、TNFRI、DR3 等多种死亡受体引起的外源性凋亡通路的重要组分，在 T 淋巴细胞的凋亡中起关键作用。

　　突变基因可使 CASP8 蛋白表达或者激活异常，引起 T 淋巴细胞的异常凋亡，降低 T 淋巴细胞清除肿瘤细胞的活性，参与食管癌的发生、发展。

　　研究证实，*CASP8* 基因上的 I 等位基因与食管癌发病风险的增高相关，同时该变异位点也与乳腺癌、卵巢上皮癌、膀胱癌和皮肤黑色素瘤发病风险的增高相关，携带者应对相关方面提高警惕。

MTHFR

MTHFR（5，10-methylenetetrahydrofolate reductase，亚甲基四氢叶酸还原酶）基因位于 1 号染色体短臂 3 区 6 号带，全长 20kb，包含 12 个外显子，编码 657 个氨基酸。

MTHFR 基因编码的亚甲基四氢叶酸还原酶（MTHFR）是同型半胱氨酸代谢途径的关键酶之一，可催化还原型辅酶 II（NADPH）相关的 5，10-二甲基四氢叶酸产生甲基供体，促使血液中同型半胱氨酸（Hcy）甲基化合成甲硫氨酸。

突变基因可使亚甲基四氢叶酸还原酶的活性下降，酶的热不稳定性增加，从而使细胞质同型半胱氨酸（Hcy）含量增加。由报道称 Hcy 引起细胞癌变可能与 Hcy 硫内酯的形成及其毒性有关。Hcy 硫内酯可造成细胞增殖性改变，如纤维化、鳞状上皮化增生、伴有角质化及上皮不典型增生。对内皮细胞的体外研究发现：Hcy 可促使过氧化氢形成，抑制内皮细胞呼吸，导致内皮细胞损伤并能刺激平滑肌细胞增殖，参与食管癌的发生、发展。

研究证实，*MTHFR* 基因上 T 等位基因与食管癌发病风险的增高相关，同时该变异位点也与糖尿病人群并发肾病、脑卒中和视网膜病变风险的增高相关，携带者应对相关方面提高警惕。

研究表明，高浓度的血清叶酸和维生素 B_{12} 可降低血清中 Hcy 浓度，降低食管癌的发病风险。该关联性在吸烟饮酒人群中尤为显著，因此建议您在健康管理师的指导下适量补充叶酸和维生素 B_{12}，并注意戒烟、禁酒。

IL-23R

IL-23R（interleukin 23 receptor，白细胞介素-23 受体）基因位于 1 号染色体短臂 3 区 1 号带，全长 93kb，包含 11 个外显子，编码 630 个氨基酸。

IL-23R 基因编码的白细胞介素-23 受体属于促红细胞生成素受体超家族，是 I 型跨膜蛋白，在人体的 T 淋巴细胞、自然杀伤细胞、树突细胞和巨噬细胞的细胞膜上均可表达，IL-23 与 IL-23R 结合后可活化 IL-23/IL-23R/Th17/IL-17 通路，这是机体炎性反应中的重要组成部分。

目前 IL-23R 突变可增加食管癌发生风险的机制还不清楚。

研究证实，*IL-23R* 基因上的多个等位基因与食管癌发病风险的增高相关，同时这些变异位点也与非小细胞肺癌、白塞氏病发病风险的增高相关，携带者应对相关方面提高警惕。

研究显示，该关联性在吸烟、饮酒人群中尤为显著，因此建议您在健康管理师的指导下养成良好的生活习惯并注意戒烟、禁酒。

ADPRT

ADPRT［poly（ADP-ribose）polymerase 1，聚腺苷二磷酸核糖聚合酶-1，又称 *PARP1*］基因位于 1 号染色体短臂 4 区 2 号带，全长 47kb，包含 23 个外

显子，编码 1015 个氨基酸。

ADPRT 基因编码的聚腺苷二磷酸核糖聚合酶-1 是碱基切除修复系统的核心蛋白成员，通过识别断裂的 DNA 链并使多种核受体蛋白（包括自身）发生多聚 ADP 糖化来参与碱基切除修复（BER）过程。

突变基因可降低 ADPRT 酶的活性，影响碱基切除修复功能，增加机体对食管癌的易感性。

研究证实，*ADPRT* 基因上的 C 等位基因与食管癌发病风险的增高相关，该关联性在吸烟人群中尤为显著，因此建议您在健康管理师的指导下养成良好的生活习惯并注意戒烟。

HEATR3

HEATR3（HEAT repeat containing 3，含 HEAT 重复序列蛋白 3，又称 *syo 1*）基因位于 16 号染色体长臂 1 区 2 号带，全长 39kb，包含 15 个外显子，编码 681 个氨基酸。

HEATR3 基因编码的含 HEAT 重复序列蛋白是典型的核转运受体蛋白，主要控制核糖体蛋白进入细胞核，参与核糖体的装配。

突变基因通过影响核糖体的功能，降低多肽合成的活性，影响核糖体蛋白的生理功能，从而导致细胞膜结构不能维持、细胞代谢失常、细胞表面抗体减少、细胞生长停顿甚至死亡等，参与食管癌的发生、发展。

研究证实，*HEATR3* 基因上的多个等位基因与食管癌发病风险的增高相关。

HAP1

HAP1（Huntingtin-associated protein 1，亨廷顿舞蹈症相关蛋白 1）基因位于 17 号染色体长臂 2 区 1 号带，全长 12kb，包含 10 个外显子，编码 595 个氨基酸。

HAP1 编码亨廷顿舞蹈症相关蛋白 1，是亨廷顿蛋白的结合伴侣，参与囊泡运输、基因转录调控、膜受体贩运、钙离子的释放和蛋白的聚集等，但 *HAP1* 基因功能与癌症发生的关系尚不清楚。

研究证实，*HAP1* 基因上的 A 等位基因与食管癌发病风险的增高相关。

XBP1

XBP1（X-box binding protein 1，X 盒结合蛋白 1）基因位于 22 号染色体长臂 1 区 2 号带，全长 6012bp，包含 5 个外显子，编码 262 个氨基酸。

XBP1 基因编码的 X 盒结合蛋白 1 是一种与内质网应激和未折叠蛋白反应相关的重要转录因子，是内质网应激和多种刺激的重要保护分子。参与调控未折叠蛋白的折叠、修饰、分选与包装；同时 XBP1 作为未折叠蛋白反应元件的转录调控因子，指导蛋白质再折叠和降解，帮助细胞缓解内质网压力。

突变基因导致 *XBP1* 基因表达异常，引起内质网应激，诱发并促进食管癌的发生、发展。

研究证实，*XBP1* 基因上的 T 等位基因与食管癌发病风险的增高相关。

ST6GAL1

ST6GAL1（ST6 beta-galactosamide alpha-2,6-sialyltranferase 1，ST6 半乳糖胺 α-2,6 唾液酸转移酶）基因位于 3 号染色体长臂 2 区 7 号带，全长 147kb，包含 7 个外显子，编码 176 个氨基酸。

ST6GAL1 基因编码的 α-2,6 唾液酸转移酶在机体许多种细胞的表面表达，可催化活化的唾液酸以 α-2,6 糖苷键的形式连接到细胞膜表面的 N-乙酰乳糖胺上，成为肿瘤细胞与细胞外基质间相互识别的重要受体。

突变基因上调基因表达，增强细胞与胶原蛋白 IV（基底膜成分）的黏附，减少同质细胞之间的黏附，增强了细胞侵袭能力，参与癌症的发生、发展。

研究显示，*ST6GAL1* 上的 T 等位基因与食管癌发病风险的增高相关。

SMG6

SMG6（Smg-6 homolog, nonsense mediated mRNA decay factor，Smg-6 同源物，无义介导 mRNA 降解因子）基因位于 17 号染色体短臂 1 区 3 号带，全长 243kb，包含 19 个外显子，编码 1389 个氨基酸。

SMG6 基因编码的无义介导 mRNA 降解因子是端粒酶核糖核蛋白复合体的一部分，可与单链 DNA 结合，参与无义介导的 mRNA 降解通路（NMD）。mRNA 水平上的 NMD 通过识别和降解含有提前翻译终止密码子（PTC）的转录产物阻止有潜在毒害作用的截短蛋白的表达。

突变基因与癌症发生的分子机制尚不清楚。

研究显示，*SMG6* 基因上的 A 等位基因与食管癌发病风险的增高相关。

PTPN2

PTPN2（protein tyrosine phosphatase, non-receptor type 2，酪氨酸磷酸酶非 2 型受体蛋白）基因位于 18 号染色体短臂 1 区 1 号带，全长 98kb，包含 10 个外显子，编码 388 个氨基酸。

PTPN2 基因编码的酪氨酸磷酸酶非 2 型受体是蛋白质酪氨酸磷酸酶家族（PTP）成员，PTP 是一种信号分子，参与细胞生长、分化、分裂周期、致癌性转化等多种细胞过程。PTPN2 是 PTP 的一种亚型，主要参与多种激素介导的信号调控、能量代谢、细胞增殖和促进 MHC1 类抗原表达。

突变基因下调 *PTPN2* 基因的表达，降低细胞表面 MHC1 类抗原表达，使恶性细胞逃逸免疫系统的监控，参与食管癌的发生、发展。

研究证实，*PTPN2* 基因上的 C 等位基因与食管癌发病风险的增高相关。

CHEK2

CHEK2（cell cycle checkpoint kinase 2，细胞周期检测点激酶 2）基因位于

22 号染色体长臂 1 区 2 号带，全长 54kb，包含 15 个外显子，编码 544 个氨基酸。

CHEK2 基因编码的细胞周期检测点激酶 2 是 DNA 双链断裂损伤中重要的信号转导蛋白，参与细胞周期 G1/S 期或 G2/M 期的阻滞，促进细胞对损伤进行修复。

突变基因可使细胞周期检测点激酶 2 活性降低，DNA 损伤修复能力缺陷，受损伤的 DNA 不断复制，产生大量异常的细胞，进而导致食管癌的发生、发展。

研究证实，CHEK2 上的多个等位基因与食管癌发病风险的增高相关。

（三）食管癌风险综合评估

综合食管癌的发病因素，可以对其发病风险进行综合评估（表 3-21）。

表 3-21　食管癌风险综合评估

	危险因素	本次结果
一般因素	年龄	
	性别	
	家族病史	
	患病史	
遗传因素（内因）	食管癌	
生活方式与环境危险因素（外因）	吸烟	
	过量饮酒	
	水果蔬菜摄入不足	
	长期接触多环芳烃类致癌物	
	长期接触亚硝胺类致癌物	
	长期食用热烫、过硬食物	
其他	胃食管反流症	
	慢性食管炎	
	食管溃疡	

第三节　常见复杂疾病遗传咨询案例

案例一：主动关注健康

出于对互联网的热爱，上大学时小李选择了软件开发这个专业，毕业至今，小李一直任职于国内某大型互联网公司，从事软件工程师这一职业。

　　他今年 32 岁，其实一直很注意锻炼身体，小时候的他还是个运动健将，大学时期学校操场上的那行"每天锻炼一小时，健康工作五十年，幸福生活一辈子"的标语一直鞭策着他，不为工作，为了自己的幸福生活也要保持健康。

　　过年同学聚会时，他得知自己的一个高中同学在一家基因公司做销售，于是萌生了做基因检测的想法。基因对于小李来说并不陌生，因为"21 世纪是生物科学的世纪"，他妹妹当年高考填报志愿的时候差点选择了生物，大学里的生命科学学院也经常在各项活动中崭露头角，他一直向往的谷歌公司，其创始人之一布林的妻子 Anne Wojcicki 在 2007 年成立了 23andMe（一家从事个性化基因测试服务的公司）。他觉得自己和基因有缘，他也相信通过基因检测可以了解自己整个的健康状况。小李将自己的想法告知他的同学，从采血到出报告在一个月时间内就完成了，这比小李预期的时间快多了，他总觉得基因太神秘，殊不知，现在的检测技术已经很发达而且比较成熟了。

　　拿到报告的小李发现自己动脉粥样硬化和高血压病在遗传上是高风险；外因方面，长期的高脂高盐饮食、吸烟和久坐的生活方式是患病的高危因素。报告里有这样一个简易的表格罗列出了自己内因和外因的监测评估结果（表 3-22）。

表 3-22　评估结果

	动脉粥样硬化	高血压
内因	*PEP4D* 基因和吸烟有关	*AGT* 基因和高盐饮食相关 *RGS2* 基因和高盐饮食及精神压力大相关
外因	吸烟、高盐饮食、高脂饮食、精神压力大、久坐的生活方式	

　　回想自己日常的生活：经常在外就餐应该是高盐和高脂的主要来源；虽然自己很注意锻炼身体，但是工作一忙起来，每天从早上坐到半夜也是家常便饭，这应该就是报告里久坐的生活方式了；巨大的工作压力更是每一个软件开发者的通病；而吸烟也是自己应对压力和精神不振的一种方式。

　　既然风险基因和不良的生活方式与环境危险因素都在给自己敲警钟，那就赶紧行动起来，积极应对，将发病风险降到最低。

案例二：有的放矢

　　乳腺癌是女性最常见的恶性肿瘤之一。据有关部门统计，中国目前已经成为乳腺癌发病率增长速度最快的国家之一，近年来乳腺癌发病率正以每年 3% 的速度递增，已成为城市女性的第一杀手，发病年龄也比西方国家提前了 10 岁左右。

　　现年 44 岁的苏瑞在一年前被诊断为乳腺癌，她选择了全乳切除手术——目前根治乳腺癌最为有效的方法。但是对于这样的结果，苏瑞是不能接受的。因为她的亲人里没有人得乳腺癌，她为什么会得病呢？她还有一个 15 岁的女儿，这种可怕的病会不会遗传给女儿？一连串的问号在她脑子里徘徊。

医生建议苏瑞做乳腺癌基因检测查明患病原因。于是，苏瑞选择了一家基因检测公司做检查。检查结果出来之后苏瑞松了口气，因为她患病的遗传风险很低（表 3-23），她患病的主要原因是肥胖及精神压力大；而且，这次检查结果还给她吃了一颗定心丸——遗传风险低，遗传给女儿的概率就很低，女儿只需要注意日常的生活、饮食等就能把发病概率再降低一些。

表 3-23　评估结果

	乳腺癌
内因	FGFR2：参与细胞的增殖、生长、侵袭、运动等过程，同时还能促进血管生成 RYR3：活化细胞内 Wnt 信号通路抑制细胞增殖并促进细胞分化。同时，它还能抑制 Ras 通路的活化，从而抑制细胞增殖并促细胞凋亡
外因	肥胖、精神压力大、长期服用雌激素

遗传咨询师从基因层面给苏瑞做了分析，结合苏瑞的基因检测和外因评估结果，健康管理师给她提出了这样的管理方案：首先要减肥，把体重和腰围控制在正常范围内（18.5≤BMI＜24，腰围不超过 85cm），因为肥胖不仅是乳腺癌的危险因素，甚至还可以称得上是万病之源；增加叶酸摄入量（深色绿叶菜、动物肝脏、肾脏、香蕉等食物中叶酸含量高）、尽量减少服用雌激素（长期服用雌激素、类雌激素会增加罹患乳腺癌的风险）；最新研究发现，精神压力大是女性患乳腺癌的一大危险因素，一定要注意调节压力，必要时可寻求心理医生的帮助。

也许有人要说在这个案例中，基因检测和遗传咨询没有起到什么实质性的作用，因为后期的干预措施都是健康管理师提出来的。其实不然。我们要明白这份检测的初衷：基因检测和遗传咨询让苏瑞弄明白了自己的患病原因——主要是肥胖、精神压力大和长期服用雌激素；让苏瑞知道女儿遗传乳腺癌的风险很低，同时还可以通过自身的经历来指导女儿的生活，将风险降到更低，真正地做到有的放矢。

案例三：主宰自己的健康

被收养的孩子通常对自己的过去一无所知，夏雨就是这样一个姑娘。她是个弃婴，三岁之前都住在孤儿院，后来被她的养母收养。她今年 26 岁，她的养母已经 65 岁了，两年前她的养母被确诊为阿尔茨海默病，也就是我们常说的老年痴呆。

早些年，养母偶尔表现为忘记刚买的东西放在哪里，夏雨觉得这是人年纪变大的正常表现，也就没有太在意。但近三年这种症状越来越严重，并且还出现了自言自语、答非所问的现象。夏雨觉得这和电视里描述的阿尔茨海默病的症状很相近，于是就带着养母到大医院去做检查。经过脑颅 CT、脑电图等一系列的检查，养母被确诊为阿尔茨海默病。

看着患病的养母，夏雨止不住的心酸。她心疼抚养她长大的养母，也怕自己以后老了也会得这种病。多方打听得知基因检测能够预知预警阿尔茨海默病的风险，夏雨决心做一次检查，同时，她选择了一些常见疾病一起检查，因为她无法得知自己的家族史，通过基因检测可以给她提供一些疾病预防信息。

一个半月之后，夏雨收到了自己的遗传基因检测报告。报告里面提示的信息见表3-24。

表3-24　遗传基因检测报告

糖尿病	高风险	TCF7L2 突变易出现空腹血糖受损和糖耐受量下降，发展成2型糖尿病的危险性很高。该关联性在高血压人群中尤为显著
结直肠癌	风险增高	TLDH2 突变导致编码的酶催化效率下降，乙醛可与 DNA 形成加合物，使 DNA 修复能力下降，增加肠癌发病风险，突变基因携带者应避免酗酒
高血压病	风险增高	RGS2 变异导致受其调控的血管活性物质在体内的累加。该关联性在精神焦虑及压力较大人群中尤为显著
阿尔茨海默病	低风险	BACE1 基因突变导致的阿尔茨海默病发病风险增高在男性人群中尤为显著
外因	精神压力大	

遗传咨询师根据基因信息提示夏雨关注自己的血压，从饮食和精神压力方面进行调节控制，因为她糖尿病的高遗传风险在高血压人群中很显著，而且高血压病本来就是她的遗传风险增高疾病；结直肠癌风险增高，主要是突变基因对酒精的代谢能力下降导致乙醛聚集，从而影响 DNA 修复能力，因此应当适量饮酒；阿尔茨海默病突变的基因主要在男性人群患病过程中起作用，而且总的遗传风险评估是低风险，因此不用太过担心，但是仍然要听从健康管理师的指导。

报告里同时还附有健康管理师的意见：建议去做肠镜，最好一年一次，同时在饮食上注意，补充叶酸，少吃腌制食品等；建议监测血压；建议适量饮酒；建议调节压力。

我们可以看出，健康管理师的建议一方面是自己的经验，一方面结合了基因给出的信息。夏雨只要严格遵守各项建议，将外部不良因素控制好，那么其患病的概率就会下降很多。

案例四：早发现早预防

金领意味着高收入、高社会地位，但也同时意味着高压力。今年42岁的李先生就是这样一位令旁人羡煞的金领，他是一家国际风投公司的高级行政管理人员，别人看到的是他光鲜的外表，却没有人知道他的痛苦。他有阿尔茨海默病家族史，他的爷爷、大伯和父亲都是阿尔茨海默病患者，他经历过他们胡言乱语、不认识亲人甚至不知道自己是谁的黑暗岁月，爷爷有一次出门就走丢了，因为他不知道回家的路，最后是公安局的人联系家人把爷爷接回家，以后爷爷出门都要有人跟着。后来这个现象出现了自己的大伯和爸爸身上。李先生知道有些疾病是有遗传性的，他深深怀疑自己也遗传了这个病，但他不想早早就患病，躲不过的话，哪怕迟点得病都可以，他还想享受天伦之乐。

同事建议他做基因检测，找一家口碑好、技术硬的公司，最好能提供后期的干预建议，不然即便知道了怎么回事也不知道怎么办。李先生觉得同事说得很有道理，上网查了很多家之后决定选择 XX 公司。

经过漫长的等待，李先生的基因检测结果出来了。结果显示，他的阿尔茨海默病遗传风险极高，这个公司一共检测了 5 个基因上的 7 个位点，他的 4 个位点都是纯合突变，两个是杂合突变，只有一个是正常的。高遗传风险是意料之中的事情，但李先生没想到会这么严重。拿到结果的他立刻去 XX 公司找到他们的遗传咨询师和健康管理师，希望可以从遗传角度和健康角度帮他分析并制定方案。

遗传咨询师给出了相关建议，现以载脂蛋白 E（ApoE）为例进行详细说明。ApoE 基因型是已知的散发型和迟发型阿尔茨海默病的最大危险因子，ApoE 对脑内胆固醇代谢异常和 β-样淀粉蛋白沉积等阿尔茨海默病的典型特征有重要作用，三种基因型的危害从高到低排列为：e4＞e3＞e2，李先生的基因型为 e4，是风险最高的一种，一般 70 岁前会发病。研究显示铅的接触会导致脑中 Aβ 水平升高，增加阿尔茨海默病的发病风险。ω-3 多不饱和脂肪酸及一些膳食香料如红辣椒、香菜、姜黄等的摄入可减少 Aβ 沉积所带来的危害。抗氧化食物如番茄、葡萄、绿茶等可降低阿尔茨海默病的发病风险。吸烟及高脂血人群阿尔茨海默病发病风险增高，风险群体每天应补充 60mg 的维生素 C 来降低吸烟所产生的危害（促炎介质）；其他几个基因也提示避免接触铅。

外因评估结果显示，李先生的生活方式与环境危险因素包括吸烟、精神压力大、饮食不健康等。健康管理师结合基因信息、外因评估结果和保健常识建议李先生：常吃大豆类食品、戒烟、减少铝和铅的摄入、多和周围人交流、注意减压。

案例五：两者相悖取其重

自从患上痛风，老赵被折磨得痛不欲生，每每发作起来的时候老赵甚至都想过了却残生。他搞不明白为什么自己会得痛风，因为他在饮食和生活上很注意，40 多岁就开始研究各种养生方法，并使用自认为适合自己的方法进行养生，老伴儿在他的带领下也用的是同样的方法，老伴儿怎么就好好的呢？百思不得其解的他某一次在收看电视节目的时候听到了基因检测这样一个新鲜的名词，然后他跟儿子说了，让儿子上网给他查清楚这是怎么一回事。儿子查过之后告诉他这是一个新型的产业，主要是通过检测个体的基因来推断预测个体患某种病的风险。老赵觉得很有意思，决定试一试。

儿子找了一家在市场上声誉很好的公司带着父亲去检查，老赵选的是老年套餐，包括 10 种常见重大疾病和 5 种癌症。等待的时间是漫长的，但想着可以弄明白自己为什么会得痛风又让老赵觉得很值得。

不久之后，结果出来了：15 种疾病中，动脉粥样硬化和肺癌的遗传高风险，痛风是风险增高疾病。面对动脉粥样硬化需要多吃含钙高的食物和痛风要避免高嘌呤食物的报告内容，老赵有些迷惑——鱼、虾、蟹等虽然含钙高但也含有嘌呤，他能不能吃呢？

拿着报告的老赵赶紧求助遗传咨询师，因为他的养生圣经里就有多吃鱼虾的一条内容，他一直坚持每周至少吃一次鱼或者虾。遗传咨询师听罢，赶紧叫停老赵的吃鱼计划。动脉粥样硬化虽然是遗传高风险疾病，但现在还属于未患疾病；痛风虽然是遗传风险增高疾病，但属于已患疾病。在这种两者相悖的情况下，应该以已患疾病为重。也就是说，虽然动脉粥样硬化风险基因 PON-1 提示老赵应该多吃含钙高的食物，但是老赵已经患痛风，痛风最怕的就是高嘌呤食物，鱼、虾、蟹等虽然含钙高但也含有嘌呤，因此不能通过这些食物补钙。具体的补钙计划可以通过咨询健康管理师来制定。至于老赵为什么会患痛风，遗传咨询师给出这样的解释：疾病的发生是内外因即遗传因素和外界不良因素刺激共同作用导致的，于老赵来说，痛风属于遗传风险增高疾病，如果注意日常饮食和生活习惯也许不会发病，但老赵从 40 多岁的养生计划开始时就每周至少吃一次鱼或者虾，虽然补钙但可怕的嘌呤也就乘虚而入了，这应该就是导致老赵患上痛风最主要的因素了。

老赵听过遗传咨询师的解释之后，痛不欲生，没想到自以为的保健却是害自己最惨的隐形杀手。现在后悔也为时已晚，只能通过自己的切身体验告知周围人及自己的孩子不要盲目养生、盲目保健，没有科学指导的养生可能就是慢性自杀。

案例六：心理治疗结合健康管理在疾病预防中的重要性

学生的学业压力造成学生跳楼自杀、职场上的工作压力造成白领阶层跳楼自杀的报道在新闻上屡见不鲜，这真的只是单纯的压力造成的吗？压力人人都会有，但为什么有人就能很快地消化各种不适和压力而有的人就不能呢？追根问底，这与基因有着千丝万缕的联系。

40 岁出头的刘女士家庭事业都很顺风顺水，这是人人羡慕的状态，但刘女士总是不自觉地就会觉得生活无趣，偶尔还会萌发出轻生的念头。丈夫看着妻子不定期地进入一种心境低落、厌世的状态很担心，专门雇了个保姆在家照看妻子。但这也不是长久之计，找寻原因并且控制住这种状态才是关键。电视上、网络上的名医他都带着妻子去看过，相关的治疗方法也有很多，可就是不见效。

基因进入他们的生活纯属偶然。他们的女儿快要高考了，整天在家做题背书，张先生某次捕捉到了基因这个名词，觉得很有意思，于是就问女儿是怎么回事，女儿煞有介事地跟父亲讲解基因如何控制人的性状，人跟人不同就是因为基因存在差异。张先生听后就像抓住了救命稻草一般，立马上网查找中国有哪家医院或者机构提供相关服务，几经波折终于选定了三家，犹豫中决定三家都做，看看结果是否一致。

这三家分别花了 20 天、25 天和 30 天给出了检测结果，但检测项目也略有不同，最快的一家针对刘女士的情况提供了抑郁症的遗传检测，第二家除了抑郁症还建议刘女士做了女性套餐，第三家推荐了全基因组检测。最终的检测结果都显示刘女士抑郁症发病是中度风险，三家检测的基因大致相同，但三家对于检测之后怎么办的处理却不同，只有一家给出了后续的除了定时做心理咨询治疗之外的建议——补充叶酸和维生素 B_{12}。

拿着检测结果，刘女士去了那家给补充叶酸和维生素 B_{12} 建议的基因检测公司。在这家公司，两名咨询师从遗传角度和生理代谢角度给刘女士解释了为什么要在日常生活中补充叶酸和维生素 B_{12}。

在坚持补充叶酸和维生素 B_{12} 7 个月之后，刘女士的抑郁症状明显减轻了很多，张先生也很欣慰自己知道了基因检测这样一种前沿的方法。

案例七：肿瘤预警

全国肿瘤登记中心发布的《2012 中国肿瘤登记年报》显示，我国癌症发病率为 2855.91/10 万，平均每天 8550 人新发癌症，每分钟就有 6 人被确诊为癌症，按照目前人均期望寿命计算，我国居民一生罹患癌症的概率为 22%，即每 5 个人中就有 1 人会患癌症。

不管哪个人听到或者看到上面的数据都会很紧张，以前觉得癌症离自己很遥远，现在仿佛就在自己身边，今天听说以前的哪个同事被诊断为淋巴癌了，明天又听说哪个老朋友得肺癌去世了，现在已经到了人人自危的时刻，但是又有多少人真正选择了最有效的方法或者手段来远离癌症呢？

老王是个十足的老顽固，工作的时候就以固执而出名，他是个农村孩子，从小就干农活，后来进了工厂，身体一直倍儿棒，没什么大病小灾缠上过他，因此每年常规的体检他也不去做，因为他坚信他的身体没问题。但最近听闻以前和他在工厂共事的老李被查出结直肠癌，他很是吃惊，几十年的工友，老李的身体他还不了解吗？一点都不比他差，怎么突然就被诊断为结直肠癌了呢？老王去老李家探望，发现老李并不是他想象中的消沉，反而精神矍铄。看到疑惑的老王，老李把他拉到书房，跟他讲自己这半年来的经历：他的外孙女现在在一家知名的基因检测公司工作，一开始他对于外孙女的工作极为不理解，也不能接受基因预警疾病的说法，而且这种检测的费用还很高，周期也比较长，不像体检，又快又能查出到底有没有问题。可后来外孙女跟他进行了详细的讲解，主要内容包括以下几点。

1) 常规体检是查已患疾病的，基因检测主要是查基因缺陷，起疾病预警作用。

2) 预警是为了让人提高警惕，规避不良因素，预警出来的疾病只要主动预防就可以不发病或延缓发病。

3) 最新研究显示，1/3 的癌症可以预防，癌症早期发现治愈率可达 1/3。很多人认为癌症是不治之症所以放弃治疗，其实恶性肿瘤并非不治之症，至少有 13 种恶性肿瘤在早期经过手术、放疗、化疗等正规治疗后可以治愈，还有 10 种左右的恶性肿瘤患者可以长期存活。

听完外孙女的讲解，老李决定尝试一下，检测之后发现自己结直肠癌风险高，他怎么也不能接受，于是拿着结果去医院找医生，医生建议老李做肠镜检查，发现没什么问题，就是有一些息肉。老李拿着医院的结果跟外孙女说事，他外孙女后来带他去了医院的病理科做组织切片检测。经过检查，确有早期癌变发生，这是一般肠镜检查不可能发现的问题。最好的预防手段就是切除这段直肠，此外还可以选择保守治疗，从饮食、生活方式等方面进行调理，延缓该病的发生。老李选择了后者。

老王听完老李的叙述也感触颇深，意识到与世界接轨、了解高科技有多么重要，于是也强烈要求做一次全身的基因检测，不管是什么结果，防患于未然总是好的。

第四节　复杂疾病遗传分析及遗传咨询相关常见问题解答

一、基因基础知识相关问题解答

（一）问：什么是细胞？

答：能进行独立繁殖的有膜包围的生物体的基本结构和功能单位。一般由细胞膜、细胞质和细胞核构成，是生命活动的基本单位。人体共有 40 万亿～60 万亿个细胞，平均直径为 $10\sim20\mu m$。

（二）问：什么是基因？

答：生物体细胞中带有遗传信息的 DNA（脱氧核糖核酸）片段。基因通过复制把遗传信息传递给下一代，使后代出现与亲代相似的性状。

（三）问：什么是基因表达？

答：从 DNA 到蛋白质的过程叫基因表达。

（四）问：什么是基因型？

答：指 DNA 分子的碱基序列，反映生物体的遗传构成。

（五）问：什么是基因突变？

答：指基因的组成单位从原来的存在形式突然改变为另外一种新的形式。基因突变包括缺失、插入和替换等多种形式。

（六）问：什么是突变基因？

答：相对于正常基因，组成单元发生了改变的基因叫突变基因。改变类型包括缺失、插入和替换等多种。

（七）问：什么是基因组？

答：细胞所含有的全套基因的总和。

（八）问：什么是 SNP？

答：由基因突变所引起的某个基因位点在人群中以多种形态存在，这种现象被称为单核苷酸多态性，其英文简称是 SNP。SNP 又被称为第三代遗传标记。

（九）问：什么是遗传度？

答：遗传度是人体性状或者疾病由基因决定的程度，一般用百分比表示。一个性状的表现是由遗传和环境两方面因素决定的。遗传度说明了两者作用的相对大小。

（十）问：什么是易感基因？

答：在相同的环境条件下，一些人比一般人更容易患上某种疾病，那么这些人所携带的该疾病的相关基因就叫做疾病易感基因。

（十一）问：基因与疾病有什么关系？

答：人类的疾病直接或间接与基因有关，有些疾病如镰状细胞贫血是单基因缺陷遗传病；有些疾病则是外部因素与遗传因素综合作用的结果，常见复杂疾病如肿瘤、心脑血管疾病和糖尿病等就是由易感基因经环境因素诱导造成的慢性、晚发型疾病。

（十二）问：什么是疾病易感性？

答：所谓疾病易感性是指由遗传决定的易于患某类疾病的倾向性。具有疾病易感性的人一定具有特定的遗传特征，简单地说就是带有某种疾病易感基因。

（十三）问：什么是人类基因组计划？

答：DNA 是人类基因的物质基础，而 DNA 又是由 4 种碱基构成的，这 4 种碱基被称为 A、T、C、G。整个人类基因组当中有多少个这样的碱基呢？总共有 30 亿个。人类基因组计划就是要按顺序读出这 30 亿个碱基序列，发现所有人类基因，破译人类全部遗传信息。2000 年 6 月 26 日人类基因组工作草图完成。人类基因组计划的完成推动了整个生命科学的发展。

（十四）问：什么是后基因组计划？

答：人类基因组研究的目的不只是为了读出全部的 DNA 序列，更重要的是读懂每个基因的功能，每个基因与某种疾病的种种关系，真正对生命进行系统地科学解码，从而达到从根本上了解、认识生命的起源，种间、个体间的差异的原因，疾病产生的机制，以及长寿、衰老等困扰着人类最基本的生命现象的目的。

后基因组计划就是人类对人类基因组计划（结构基因组学）研究成果的阐释和延伸，包括了若干组学研究计划，其实质内容就是生物信息学与功能基因组学。其核心问题是研究基因组多样性、遗传疾病产生的原因、基因表达调控的协调作用及蛋白质产物的功能等。

（十五）问：不同个体间的基因相似度有多大？

答：个体间的基因相似度约为 99.9%，差异约为 0.1%，正是这 0.1% 的基因差异引起个体外貌、疾病易感性等方面的差异。

（十六）问：能否对缺陷基因进行改良？

答：现在还不能对缺陷基因进行改良，但可以通过药物或饮食调节来弥补基因功能缺陷。

二、复杂疾病相关常见问题解答

（一）问：什么是复杂疾病？

答：复杂疾病是在众多因素共同作用下发生的疾病，众多因素包括多个基因、一个基因的多个突变和多种环境因素等。对于复杂疾病来说，每个基因影响有限，单独不足以致病，而且可能对于疾病既非充分也非必要。复杂疾病在普通人群中发病率较高（一般不少于1%），所以也叫"常见疾病"，如精神分裂症、双相情感障碍、糖尿病、癌症等。

（二）问：为什么会患复杂疾病？

答：患复杂疾病的个体，一方面具有复杂疾病易感基因，属于疾病易感体质；另一方面个体接触了外界环境风险因素或社会因素。

（三）问：复杂疾病是遗传病吗？

答：复杂疾病是遗传病，但遗传度普遍低于单基因病。复杂疾病是遗传病的证据之一是患者亲属发病率大于群体发病率；证据之二是随着亲属级别的降低，发病风险迅速降低；证据之三是单卵双生子发病的一致性明显高于异卵双生子。类似的证据还有很多。

（四）问：复杂疾病的遗传基础复杂吗？

答：复杂。多条基因通路参与了复杂疾病的发生。不同人群，其发病的遗传基础可能会不同。

（五）问：复杂疾病的风险外因复杂吗？

答：复杂疾病的风险外因复杂，如胃癌相关外在风险因素包括高盐饮食，食用烟熏食品、腌制食品，吸烟、喝酒，长期处于烟尘环境、石棉环境等多种。

（六）问：查出来有疾病易感基因一定会发病吗？

答：个体查出来有疾病易感基因不一定会发病，因为外在因素是复杂疾病发生的诱因，外因通过内因起作用，只有风险基因而无外在风险因素，则个体发病风险很小。

（七）问：同样程度地吸烟，为什么有人患肺癌去世，有人却长命百岁？

答：同样暴露于吸烟环境，有肺癌风险基因的个体对致癌物敏感，易于发生肺癌；而不具肺癌风险基因的个体，其转化和排出致癌物的能力强或者是其基因受损伤后的修复能力强，对致癌物不敏感。

（八）问：什么样的个体易患复杂疾病？

答：携带疾病风险基因，同时暴露于风险外因的个体易患复杂疾病。

三、复杂疾病遗传咨询心理和伦理问题解答

（一）问：做疾病风险预测有哪些好处？

答：基因决定着疾病易感性，因此了解自己的疾病易感性很有必要。常见疾病多是由遗传因素经环境因素诱导造成的。通过基因检测，可以确定您是否携带疾病易感基因。如果携带疾病易感基因，通过采取相应的预防措施，如调整饮食结构、改变生活习惯和服用药物等，可避免或延缓疾病的发生，提高生命质量，减少医疗开支。虽然疾病的易感基因还未被完全发现，但发现多少，检测多少，就受益多少。健康是无价的，疾病风险预测早做早受益。

（二）问：我查出来携带疾病风险基因，我的孩子需不需要也做疾病风险分析？

答：疾病风险基因会遗传给下一代，如果孩子还未成年，您作为孩子的监护人可自行决定是否给您的孩子也做一下疾病风险评估；若您的孩子已成年，您可建议他们也做一下疾病风险评估。早预知风险，早回避相关风险外因，尽可能地降低发病风险。

（三）问：我的年纪大了，接受这种服务还有意义吗？

答：很多疾病都是进行性的，直到 65 岁以后才会比较明显，所以即使是年纪比较大的人仍然可以从检测结果中受益。

（四）问：知道了自己具有某种疾病易感基因，在今后的生活中会不会有思想压力？

答：首先要向您说明的是，疾病风险预测旨在评估您的疾病发生风险，它不是医学诊断。若查出存在疾病发生风险，您也不要有思想压力，健康管理师会根据您的基因缺陷情况，为您制定个性化的健康管理方案，帮助您在生活中选择健康的生活方式，阻止或减缓疾病的发生。例如，23andMe 基因技术公司的创始人 Wojcicki 的祖母患有黄斑病变，检测发现她的几个侄女和侄子也有很高的风险，她的做法就是给他们买高质量的太阳镜。

（五）问：患者做疾病风险预测有意义吗？

答：一种疾病的发生有可能会带来多种并发症的发生，进行疾病并发症风险

评估，可避免或延缓疾病并发症的发生。

（六）问：将来做疾病风险预测是不是更合算？

答：未来基因检测的费用会逐步降低，基因变异位点所携带的医学信息也将更为丰富，很多疾病的易感基因将会被发现，表面看，似乎晚些做更划算，但发现多少疾病易感基因，就检测多少，就受益多少。早日检测，早日预防，早日受益。

（七）问：我检测出来有肿瘤易感基因，心里很不安，失眠，该怎么办？

答：需要特别说明的是检测出来有肿瘤易感基因，只是表明在相同不良环境作用下，肿瘤易感基因携带个体比正常人群患某种肿瘤的风险要高，但若没有接触风险外因，患某种肿瘤的概率就会很低。请咨询健康管理师，在生活中回避不良外在风险因素，如避免受辐射、避免接触致癌物等，将发病风险降到最低。

（八）问：我根据父母的病史基本可以推断我的患病情况，为什么还要做基因检测？

答：首先，根据家族病史推论子代的疾病风险，把子代视为同等风险，是不科学的，因为子代从父母那里遗传的基因并不完全相同。其次，根据父母等家族病史推论子代的疾病风险，并不能确定你的缺陷基因具体是什么，不能为健康管理提供依据，使得疾病的预防和控制难以有针对性。

四、复杂疾病风险基因检测相关常见问题解答

（一）问：为什么要进行基因检测？

答：基因决定着个体对疾病的易感性，因此我们有必要了解我们的基因，了解我们对疾病的易感性。

（二）问：基因检测结果准确可信吗？

答：合格的基因检测实验室应具备临床基因检测许可证书，所用的技术平台如美国应用生物系统测序平台等，测序准确率高达99.7%。

（三）问：如果我已经订购了基因检测服务，但是我感觉自己的身体不是很舒服，这样的话，应该要等多久才可以采集我的样品？

答：个人的遗传信息在其一生中是相对稳定的，生病不会影响您血液中

DNA 的质量，因此您无需等待，随时可以进行样品的采集。

（四）问：基因检测报告中提示我带有 XX 和 XX 疾病的易感基因，但为什么我去医院检查，医生说我没有发生这种疾病，并说基因检测技术还不够成熟，是用来赚钱骗人的？

答：医生的解读是错误的。基因检测技术本身已经很成熟，已广泛应用于辅助临床诊断方面。检测出来您携带某些疾病易感基因，只是提示您是某些疾病的易感体质，在不良外因的诱导下，您的发病风险较高，需要在生活中减少风险因素暴露，防止疾病发生，并不是说您一定会患病或已经患病。国外已出现了多家提供疾病风险预测的基因检测公司，如 23andMe 和 Illumina 等。从 23andMe 公司 2006 年成立以来，已经为超过 18 万人进行了检测。我们相信，随着检测费用的降低，将来所有人都会在其出生时做一次基因检测。

（五）问：你们为什么用血液而不是唾液作为检测样品？

答：血液和唾液均可作为检测样品，但唾液标本易受食物残渣干扰。

（六）问：我的 DNA 样品可以保存多久？

答：血液在冷冻的情况下可以长期保存。

（七）问：我的遗传咨询师能不能看到我的基因检测结果？

答：您的遗传咨询师将会看到您的基因检测结果，但出于隐私方面的考虑，他只会看到您的客户编号，不会看到您的姓名等个人信息。

（八）问：用基因芯片进行全基因组扫描是检测全部基因吗？

答：用基因芯片进行全基因组扫描并不是检测全部基因，而是检测有代表性的一些变异位点，这些位点在遗传学上可以代表全基因组。

（九）问：可以对我的全基因组进行测序吗？

答：可以。可以用第二代测序或第三代测序技术对您的全基因组进行测序，只是测序费用目前较高，很难普及，因此目前第二代测序或第三代测序技术还主要用于科研方面。随着测序技术的更新换代，大规模测序的成本迅速下降，花费 1000 美元检测一个人的基因组的目标相信很快就可以实现。

（十）问：医院常规的实验室能进行疾病风险预测吗？

答：不是所有的医院实验室都能进行疾病风险预测。能进行疾病风险预测的实验室需具备临床基因检测许可证书。检测人员需经过专业的基因检测训练。遗传咨询师也要具备相关知识技能。

五、复杂疾病遗传咨询相关常见问题解答

（一）问：什么是遗传咨询师？

答：遗传咨询师是具有专业背景的遗传信息咨询人员，为咨询者提供所需要的遗传咨询服务，包括解释复杂疾病遗传咨询的目的和意义，收集咨询者家族病史、生活习惯等信息，解释疾病风险基因检测结果，解释疾病发生风险预测结果，以及提出个性化健康管理建议等。遗传咨询师是遗传咨询的一个重要组成部分。

（二）问：普通的医生是否可以充当遗传咨询师？

答：并不是每一个普通医生都能充当遗传咨询师。遗传咨询师在知识储备上应满足以下几条标准：①具备医学遗传学基础理论知识；②熟悉基因检测技术原理；③熟悉复杂疾病及疾病易感基因相关知识；④具有心理学、伦理学和法律知识。

（三）问：查出来具有疾病高风险，说明我一定会发病吗？

答：查出来具有疾病风险因素存在，说明您的发病风险比正常人群高，属于疾病易感体质，您需要关注您的健康问题，通过采取相应的预防措施降低疾病发生风险。

（四）问：我做了基因检测，检测结果没有提示我有某种疾病的发病风险，但为什么我偏偏就患上了某种疾病？

答：遗传因素是疾病发生的内因，当前疾病的风险基因还未被完全阐明。您做了基因检测，检测结果没有提示您有某种疾病的发病风险，但您偏偏就患上了某种疾病，说明您的疾病相关风险基因目前还未被发现。

（五）问：疾病风险评估服务是怎么进行的？

答：疾病风险评估服务是这样的：
1）在正规的医疗机构采集血液样品；
2）在实验室中，首先对您的基因进行提取和检测，确定您是否携带疾病易感基因，然后综合评估您的疾病发生风险，最后由健康管理师根据您的基因检测报告制定出适合您的健康管理方案。

3）4～5周后，您的检测报告及个性化的健康管理方案会通过快递邮寄给您；

4）您可以通过面对面、视频或电话的方式与遗传咨询师针对您的检测结果进行交流。

（六）问：需要多久才可以看我的基因检测结果？

答：大多数基因检测和分析过程将会在5周之内完成。

（七）问：疾病风险预测有别于一般性体检的核心价值体现在哪几个方面？

答：普通体检查的是疾病，基因检测查的是隐患。疾病风险预测从遗传学角度评估您一生中患某种疾病的风险概率；通过深度遗传分析，确定您可能患某种疾病的遗传缺陷基因；在深度遗传分析的基础之上，结合您的生活习惯和生活环境，给出适合您的健康管理建议。

（八）问：什么年龄段开始进行疾病风险检测最好？

答：什么年龄段都可以进行疾病风险检测，早一天进行检测，就能"早一日预防疾病，早一点安心"。最好是在每一个人刚出生的时候进行疾病易感基因的识别，在早期把风险人群挑出来，然后在生活环境、生活方式上实施干预。

（九）问：哪些人需要做疾病风险检测？

答：有慢性病家族史的人群，如近亲50岁前有罹患癌症者；生活习惯不良，如抽烟、喝酒、压力或长期处于高污染环境者；保健意识强的人群，如注重个体健康、想了解复杂疾病发生风险者。

（十）问：疾病风险预测是怎么做的？

答：由医护人员采集您的血液，服务机构收到您的血样后采用国际同步先进技术进行基因分析，然后评估您的疾病发生风险，并结合您的基因检测报告为您制定健康管理建议。

（十一）问：我应该什么时候进行疾病风险检测？

答：您早一天进行检测，就能"早一日预防疾病，早一点安心"。

（十二）问：疾病风险检测是否适合我？

答：疾病风险检测适合各年龄段人群。

（十三）问：疾病风险评估价格是否经物价局批准？

答：健康管理机构提供的疾病风险预测服务，价格应由当地物价局批准。

（十四）问：为什么要等几十天才能得到结果？

答：样品进入实验室后，实验人员要对遗传物质进行提取，对易感基因进行扩增和鉴定，遗传咨询师要对疾病风险概率进行估算，并针对风险基因提出健康管理建议，因而要等几十天才能得到结果。

（十五）问：无专业知识人员能否读懂疾病风险评估报告？

答：疾病风险评估结论所用语言通俗易懂，不涉及专业术语，即使没有医学背景知识也能读懂。报告中有关基因功能的描述，需要有一定专业知识背景才能看懂。

（十六）问：疾病风险预测在国外处于什么样的地位？

答：疾病风险预测好比当年的文艺复兴，正推动着一场预防医学的革命，将对现代医学产生深远的影响。截止到 2008 年，美国就有 1100 多家医院可以开展基因检测和诊断，美国每年有近 600 万人做基因检测，欧洲每年有近 700 万人做基因检测。基因决定了疾病的易感性，因此我们有必要了解我们的基因。

（十七）问：什么是个体发病风险？

答：个体发病风险是指在每千位和该个体具有相同基因型的汉族人当中，有多少人在其一生中可能会发病。例如，检测结果中显示该个体的高血压病的终身风险是 28.8%，这意味着在每千位和该个体具有相同基因型的汉族人当中，有 288 人在其一生中可能会患高血压病。

（十八）问：什么是群体发病风险？

答：群体发病风险是指在一定范围的群体中，一生中会发病的个体数占总人数的比例。例如，高血压病的群体发病风险为 15.5%，这意味着在每千位中国人中，约有 155 人在其一生中会患高血压病。

参 考 文 献

[1] Unoki H, Takahashi A, Kawaguchi T, et al. SNPs in *KCNQI* are associated with susceptibility to type 2 diabetes in East Asian and European populations. Nat Genet, 2008, 40 (9): 1098-1102.

[2] Tsai F J, Yang C F, Chen C C, et al. A genome-wide association study identifies susceptibility variants

for type 2 diabetes in Han Chinese. PLoS Genet, 2010, 6 (2): e1000847.

[3] Wu Y, Li H, Loos R J, et al. Common variants in *CDKAL1*, *CDKN2A/B*, *IGF2BP2*, *SLC30A8*, and *HHEX/IDE* genes are associated with type 2 diabetes and impaired fasting glucose in a Chinese Han population. Diabetes, 2008, 57 (10): 2834-2842.

[4] Wen J, Rönn T, Olsson A, et al. Investigation of type 2 diabetes risk alleles support *CDKN2A/B*, *CDKAL1*, and *TCF7L2* as susceptibility genes in a Han Chinese cohort. PLoS One, 2010, 5 (2): e9153.

[5] Ng M C, Park K S, Oh B, et al. Implication of genetic variants near *TCF7L2*, *SLC30A8*, *HHEX*, *CDKAL1*, *CDKN2A/B*, *IGF2BP2*, and *FTO* in type 2 diabetes and obesity in 6, 719 Asians. Diabetes, 2008, 57 (8): 2226-2233.

[6] Chang Y C, Chang T J, Jiang Y D, et al. Association study of the genetic polymorphisms of the transcription factor 7-like 2 (*TCF7L2*) gene and type 2 diabetes in the Chinese population. Diabetes, 2007, 56 (10): 2631-2637.

[7] Jin Z, Luxiang C, Huadong Z, et al. C-338A polymorphism of the endothelin-converting enzyme-1 gene and the susceptibility to carotid atherosclerosis. Microvasc Res, 2009, 78 (1): 128-131.

[8] Wang J, Zhang Y, Yang Z J, et al. Association of human carboxypeptidase E exon5 gene polymorphisms with angiographical characteristics of coronary atherosclerosis in a Chinese population. Acta Pharmacol Sin, 2008, 29 (6): 736-744.

[9] Lin T H, Su H M, Wang C L, et al. Vascular endothelial growth factor polymorphisms and extent of coronary atherosclerosis in Chinese population with advanced coronary artery disease. Am J Hypertens, 2010, 23 (9): 960-966.

[10] Liao Y C, Lin H F, Guo Y C, et al. Sex-differential genetic effect of phosphodiesterase 4D (*PDE4D*) on carotid atherosclerosis. BMC Med Genet, 2010, 11: 93.

[11] Wang Y, Fu W, Xie F, et al. Common polymorphisms in *ITGA2*, *PON1* and *THBS2* are associated with coronary atherosclerosis in a candidate gene association study of the Chinese Han population. J Hum Genet, 2010, 55 (8): 490-494.

[12] Xie F, Chu X, Wu H, et al. Replication of putative susceptibility loci from genome-wide association studies associated with coronary atherosclerosis in Chinese Han population. PLoS One, 2011, 6 (6): e20833.

[13] 姜昕, 董少红, 罗林杰, 等. 中国居民血管紧张素转换酶基因多态性与冠心病易感性关系的荟萃分析. 中华预防医学杂志, 2006, 05: 351-354.

[14] Wang F, Xu C Q, He Q, et al. Genome-wide association identifies a susceptibility locus for coronary artery disease in the Chinese Han population. Nat Genet, 2011, 43 (4): 345-349.

[15] Zhou L, Zhang X, He M, et al. Associations between single nucleotide polymorphisms on chromosome 9p21 and risk of coronary heart disease in Chinese Han population. Arterioscler Thromb Vasc Biol, 2008, 28 (11): 2085-2089.

[16] Han Y, Xu W, Zhang W, et al. T-786C polymorphism in the endothelial nitric oxide synthase gene is associated with increased risk of coronary artery disease in a Chinese population. Pharmacology, 2010, 85 (4): 211-216.

[17] Ding H, Wu B, Wang H, et al. A novel loss-of-function *DDAH1* promoter polymorphism is associated with increased susceptibility to thrombosis stroke and coronary heart disease. Circ Res,

2010, 106 (6): 1145-1152.

[18] Shi Y, Zhou L, Huang L H, et al. Plasma ferritin levels, genetic variations in *HFE* gene, and coronary heart disease in Chinese: a case-control study. Atherosclerosis, 2011, 218 (2): 386-390.

[19] Wu C, Gong Y, Sun A, et al. The human *MTHFR* rs4846049 polymorphism increases coronary heart disease risk through modifying miRNA binding. Nutr Metab Cardiovasc Dis, 2013, 23 (7): 693-698.

[20] Wang Q, Hao Y, Mo X, et al. *PLA2G7* gene polymorphisms and coronary heart disease risk: a meta-analysis. Thromb Res, 2010, 126 (6): 498-503.

[21] Jiang Z, Zhou R, Xu C, et al. Genetic variation of the ATP-binding cassette transporter A1 and susceptibility to coronary heart disease. Mol Genet Metab, 2011, 103 (1): 81-88.

[22] He M, Guo H, Yang X, et al. Genetic variations in *HSPA8* gene associated with coronary heart disease risk in a Chinese population. PLoS One, 2010, 5 (3): e9684.

[23] Zhou L, Ding H, Zhang X, et al. Genetic variants at newly identified lipid loci are associated with coronary heart disease in a Chinese Han population. PLoS One, 2011, 6 (11): e27481.

[24] Bennet A M, Di Angelantonio E, Ye Z, et al. Association of apolipoprotein E genotypes with lipid levels and coronary risk. JAMA, 2007, 298 (11): 1300-1311.

[25] Al-Attar S A, Pollex R L, Ban M R, et al. Association between the *FTO* rs9939609 polymorphism and the metabolic syndrome in a non-Caucasian multi-ethnic sample. Cardiovasc Diabetol, 2008, 7: 5.

[26] Li X, Wei D, He H, et al. Association of the adiponectin gene (*ADIPOQ*) +45 T>G polymorphism with the metabolic syndrome among Han Chinese in Sichuan province of China. Asia Pac J Clin Nutr, 2012, 21 (2): 296-301.

[27] Ong K L, Jiang C Q, Liu B, et al. Association of a genetic variant in the apolipoprotein A5 gene with the metabolic syndrome in Chinese. Clin Endocrinol (Oxf), 2011, 74 (2): 206-213.

[28] Zhang L, Dai Y, Bian L, wt al. Association of the cell death-inducing DNA fragmentation factor alpha-like effector A (*CIDEA*) gene V115F (G/T) polymorphism with phenotypes of metabolic syndrome in a Chinese population. Diabetes Res Clin Pract, 2011, 91 (2): 233-238.

[29] Cheung C Y, Tso A W, Cheung B M, et al. Genetic variants associated with persistent central obesity and the metabolic syndrome in a 12-year longitudinal study. Eur J Endocrinol, 2011, 164 (3): 381-388.

[30] Wang C, Wang B, He H, et al. Association between insulin receptor gene polymorphism and the metabolic syndrome in Han and Yi Chinese. Asia Pac J Clin Nutr, 2012, 21 (3): 457-463.

[31] Ozaki K, Sato H, Inoue K, et al. SNPs in *BRAP* associated with risk of myocardial infarction in Asian populations. Nat Genet, 2009, 41 (3): 329-333.

[32] Lee Y C, Huang S P, Liu C C, et al. The association of *eNOS* G894T polymorphism with metabolic syndrome and erectile dysfunction. J Sex Med, 2012, 9 (3): 837-843.

[33] 张伟丽, 孙凯, 祝立新, 等. 血管内皮细胞生长因子受体基因编码区变异与脑卒中复发及心血管病死率的研究. 临床心血管病杂志, 2009, 06: 421-425.

[34] Li Y, Qiu L X, Shen X K, et al. A meta-analysis of *TP53* codon 72 polymorphism and lung cancer risk: evidence from 15, 857 subjects. Lung Cancer, 2009, 66 (1): 15-21.

[35] Bai Y, Xu L, Yang X, et al. Sequence variations in DNA repair gene *XPC* is associated with lung cancer risk in a Chinese population: a case-control study. BMC Cancer, 2007, 7: 81.

[36] Yang L, Li Y, Ling X, et al. A common genetic variant (97906C>A) of DAB2IP/AIP1 is associated

with an increased risk and early onset of lung cancer in Chinese males. PLoS One, 2011, 6 (10): e26944.

[37] Wang H, Jin G, Wang H, et al. Genetic susceptibility of lung cancer associated with common variants in the 3′ untranslated regions of the adenosine triphosphate-binding cassette B1 (ABCB1) and ABCC1 candidate transporter genes for carcinogen export. Cancer, 2009, 115 (3): 595-607.

[38] Shi X, Zhou S, Wang Z, et al. CYP1A1 and GSTM1 polymorphisms and lung cancer risk in Chinese populations: a meta-analysis. Lung Cancer, 2008, 59 (2): 155-163.

[39] Wu W, Liu H, Lei R, et al. Genetic variants in GTF2H1 and risk of lung cancer: a case-control analysis in a Chinese population. Lung Cancer, 2009, 63 (2): 180-186.

[40] Lo Y L, Hsiao C F, Jou Y S, et al. Polymorphisms of MLH1 and MSH2 genes and the risk of lung cancer among never smokers. Lung Cancer, 2011, 72 (3): 280-286.

[41] Wang H, Tan W, Hao B, et al. Substantial reduction in risk of lung adenocarcinoma associated with genetic polymorphism in CYP2A13, the most active cytochrome P450 for the metabolic activation of tobacco-specific carcinogen NNK. Cancer Res, 2003, 63 (22): 8057-8061.

[42] Liang G, Miao X, Zhou Y, et al. A functional polymorphism in the SULT1A1 gene (G638A) is associated with risk of lung cancer in relation to tobacco smoking. Carcinogenesis, 2004, 25 (5): 773-778.

[43] Sangrajrang S, Sato Y, Sakamoto H, et al. Genetic polymorphisms in folate and alcohol metabolism and breast cancer risk: a case-control study in Thai women. Breast Cancer Res Treat, 2010, 123 (3): 885-893.

[44] Zhang L, Liu Y, Song F, et al. Functional SNP in the microRNA-367 binding site in the 3′UTR of the calcium channel ryanodine receptor gene 3 (RYR3) affects breast cancer risk and calcification. Proc Natl Acad Sci U S A, 2011, 108 (33): 13653-13658.

[45] Zhou L, Yao F, Luan H, et al. Three novel functional polymorphisms in the promoter of FGFR2 gene and breast cancer risk: a HuGE review and meta-analysis. Breast Cancer Res Treat, 2012, 136 (3): 885-897.

[46] Zhu M, Chen X, Zhang H, et al. AluYb8 insertion in the MUTYH gene and risk of early-onset breast and gastric cancers in the Chinese population. Asian Pac J Cancer Prev, 2011, 12 (6): 1451-1455.

[47] Cao A Y, Yu K D, Yin W J, et al. Five common single nucleotide polymorphisms in the PALB2 gene and susceptibility to breast cancer in eastern Chinese population. Breast Cancer Res Treat, 2010, 123 (1): 133-138.

[48] Hu Z, Li X, Yuan R, et al. Three common TP53 polymorphisms in susceptibility to breast cancer, evidence from meta-analysis. Breast Cancer Res Treat, 2010, 120 (3): 705-714.

[49] Beeghly-Fadiel A, Shu X O, Lu W, et al. Genetic variation in VEGF family genes and breast cancer risk: a report from the Shanghai Breast Cancer Genetics Study. Cancer Epidemiol Biomarkers Prev, 2011, 20 (1): 33-41.

[50] Zhang J, Zhang M, Jiang W, et al. B7-H4 gene polymorphisms are associated with sporadic breast cancer in a Chinese Han population. BMC Cancer, 2009, 9: 394.

[51] Tao W, Wang C, Han R, et al. HER2 codon 655 polymorphism and breast cancer risk: a meta-analysis. Breast Cancer Res Treat, 2009, 114 (2): 371-376.

[52] Yang H, Zhou Y, Zhou Z, et al. A novel polymorphism rs1329149 of CYP2E1 and a known polymorphism rs671 of ALDH2 of alcohol metabolizing enzymes are associated with colorectal cancer in a south-

western Chinese population. Cancer Epidemiol Biomarkers Prev, 2009, 18 (9): 2522-2527.

[53] Malhotra P, Anwar M, Nanda N, et al. Alterations in K-ras, APC and p53-multiple genetic pathway in colorectal cancer among Indians. Tumour Biol, 2013, 34 (3): 1901-1911.

[54] Lau T, Chan E, Callow M, et al. A novel tankyrase small-molecule inhibitor suppresses *APC* mutation-driven colorectal tumor growth. Cancer Res, 2013, 73 (10): 3132-4314.

[55] Liao L H, Zhou Y, Zhou Z, et al. The association of *CYP2C9* gene polymorphisms with colorectal carcinoma in Han Chinese. Clin Chim Acta, 2007, 380 (1-2): 191-196.

[56] Shen X S, B Zhao, Wang Z J, et al. Clinical features and *hMSH2/hMLH1* germ-line mutations in Chinese patients with hereditary nonpolyposis colorectal cancer. Chin Med J (Engl), 2008, 121 (14): 1265-1268.

[57] Zheng D, Li T, Liu X, et al. A novel *MSH2* mutation in a Chinese family with hereditary non-polyposis colorectal cancer. Int J Colorectal Dis, 2007, 22 (8): 875-879.

[58] Afzal S, Jensen S A, Vainer B, et al. *MTHFR* polymorphisms and 5-FU-based adjuvant chemotherapy in colorectal cancer. Ann Oncol, 2009, 20 (10): 1660-1666.

[59] Zhu Z Z, Wang A Z, Jia H R, et al. Association of the *TP53* codon 72 polymorphism with colorectal cancer in a Chinese population. Jpn J Clin Oncol, 2007, 37 (5): 385-390.

[60] Hayward B E, De Vos M, Sheridan E, et al. *PMS2* mutations in HNPCC. Clin Genet, 2004, 66 (6): 566-567, author reply 568.

[61] Sun T, Gao Y, Tan W, et al. A six-nucleotide insertion-deletion polymorphism in the *CASP8* promoter is associated with susceptibility to multiple cancers. Nat Genet, 2007, 39 (5): 605-613.

[62] Ma W J, Lv G D, Zheng S T, et al. DNA polymorphism and risk of esophageal squamous cell carcinoma in a population of North Xinjiang, China. World J Gastroenterol, 2010, 16 (5): 641-647.

[63] Zhao P, Lin F, Li Z, et al. Folate intake, methylenetetrahydrofolate reductase polymorphisms, and risk of esophageal cancer. Asian Pac J Cancer Prev, 2011, 12 (8): 2019-2023.

[64] Wang L D, Zhou F Y, Li X M, et al. Genome-wide association study of esophageal squamous cell carcinoma in Chinese subjects identifies susceptibility loci at *PLCE1* and *C20orf54*. Nat Genet, 2010, 42 (9): 759-763.

[65] Wang B, Wang D, Zhang D, et al. Pro variant of *TP53* Arg72Pro contributes to esophageal squamous cell carcinoma risk: evidence from a meta-analysis. Eur J Cancer Prev, 2010, 19 (4): 299-307.

[66] Cai L, You N C, Lu H, et al. Dietary selenium intake, aldehyde dehydrogenase-2 and X-ray repair cross-complementing 1 genetic polymorphisms, and the risk of esophageal squamous cell carcinoma. Cancer, 2006, 106 (11): 2345-2354.

[67] Chu H, Cao W, Chen W, et al. Potentially functional polymorphisms in IL-23 receptor and risk of esophageal cancer in a Chinese population. Int J Cancer, 2012, 130 (5): 1093-1097.

[68] Wu C, Kraft P, Zhai K, et al. Genome-wide association analyses of esophageal squamous cell carcinoma in Chinese identify multiple susceptibility loci and gene-environment interactions. Nat Genet, 2012, 44 (10): 1090-1097.

[69] Huang J, Zhang J, Zhao Y, et al. The Arg194Trp polymorphism in the *XRCC1* gene and cancer risk in Chinese Mainland population: a meta-analysis. Mol Biol Rep, 2011, 38 (7): 4565-4573.